脈輪療心卡

Heal Yourself
Chakra Cards

幸福守門人・心靈塔羅工作室負責人

Nina ————— 著

contents

Section 3 —

內在角色祝福卡 ｜4 張副卡｜

Section 4 —

脈輪療心指引卡 ×內在四角色祝福卡
｜使用說明｜

這本卡牌書就如同 Nina 本人，同時具備了豐富多向度的內涵，以及愛與守護的溫暖。在運用與體會本書後，更深深地明白這套《脈輪療心卡》，必然是經歷了黑暗與光明的掙扎，生命的沉澱與領悟，再加以深厚的心靈能力，才能鎔鑄成為這套綻放著愛與療癒能量的牌卡，也因此，其中的字字句句，能夠這麼有力量地接住在生命中任何時刻的你。

卡牌中，有依循著脈輪與生命角色交織而成的內在道途冒險，也有在生活中疑惑或遭受挑戰時，從宇宙帶來的慈悲提醒。而我最喜歡的，是這套卡牌總是深刻地叮囑著我們，真實力量就在自己心中，你要做的只是去理解、接納、轉化與運用，當你跟隨著這套卡牌，你會發現自己正在邁向不可思議地療癒、蛻變的魔法旅程。

王淳｜賽斯身心靈診所臨床心理師

很高興接到幸福・守門人 Nina 的邀請，為這本書寫推薦序。好喜歡本書作者 Nina 的一句話：「你就是自己的光，無需憑藉誰的光！」

在追求藝術與身心靈的實踐，深深地受到 Nina 身上所散發的每個心念和文字的溫柔呵護，都擁有絕大的力量，內心激發起陣陣的感動。

綻放生命之光，尋在內在之旅的過程，需要愛與自己的源頭互相共工，照著本書所提供的方法，運用內在的預想畫面，和生活交織而成的生命能量，帶給自己一段至善至美的英雄旅程。

吳妙兒｜獅之心粉彩藝術療癒

中醫與脈輪是相關的。中醫經絡系統認為，從人體頭頂的百會穴到會陰穴，有一條氣脈叫中脈，它貫穿在身體的正中間，剛好跟脈輪系統的七個能量中心，又稱為七輪，即頂輪、眉心輪、喉輪、心輪、臍輪、下腹輪、海底輪，構成一個能量循環系統。

每一個脈輪透過神經、內分泌、經絡系統，儲存著對應的器官、腺體和組織；也就是當有任何一個脈輪氣滯不通，可以透過中醫的經絡、臟腑、氣血、陰陽的理論，調整身體不適的症狀，進而達到氣脈通暢、恢復身體健康！

《脈輪療心卡》是 Nina 老師要送幸福給需要的人，透過卡片上的文字，傳送訊息給等待解惑的人；要相信天地間所有的物質、情緒、文字、甚至念頭都是能量的顯現，要讓身心靈充滿豐盛的能量，唯一的方法就是回到自己身上，接納自己、相信自己、愛自己開始！

游子鑫｜靖堂中醫診所院長

如果攝影之於我是碰觸別人內心的橋樑，那此書則是讓我能與自我對話的同時，感受著祝福的那杯暖心熱茶。認識幸福守門人多年，在與 Nina 的對話間，總是溫暖且帶著光亮的引導著我思考方向，她所分享的正能量並非難以消化的雞湯，而是讓我明白生命課題總是其來有自，而我正走在正確的道路上。

因此我常在想，如果能在家擁有一個 Nina 該有多好！當我被情緒綑綁、被壓力凍結思考時，就能在她溫暖的話語間找回安定的自己，並拾回得以好好運作的腦袋。如今我的美夢成真！ Nina 的真摯口吻流淌於文字，透過在家閱讀此書便能感受到陽光灑向心頭。推薦給想要暖暖的、被療癒的各位！

U Joy Diary｜攝影師

記憶猶新，在七年前因母親過世我回到了臺灣。

母親過世的事情，其實對我內心造成很大的影響，但是從小習慣的壓抑讓這股心情無處釋放，間接也引起免疫系統失調的病症，帶狀性皰疹、鬼剃頭都同時找上我。

在朋友的介紹下，我認識了幸福守門人 ——Nina，也正式開啟了我對身心靈領域的探索。在探索自己的過程中，隨著一次又一次的釋放深藏已久的情緒，一次又一次的自我探尋，漸漸的感覺自己的健康、生活都越來越好。多年來 Nina 一直陪伴著我，一步一步的與自己和解，與生命和解。

Nina 是一個極其溫暖的人，幽默風趣又可愛的存在。她用溫柔的文字療癒我們的內在，用堅定、肯定的陪伴，告訴大家生命是一個多奧妙的旅程，每一個生命的歷程都是那麼的不容易，每一個生命都應得到滿滿的、滿滿的禮敬！

她用她的溫柔，陪伴著每一個需要她的大家。
她，是我生命中最美好的存在之一：）

屢屢被療癒，屢屢感恩不斷，誠摯邀請您與我們一起感受這般美好的生命，與幸福守門人一起迎向幸福美好的人生。

Miss.Lash ｜美學工作室負責人

謹以此書卡獻給每一位心中有愛、
共赴光海的靈魂家人們。

——

"未來在你的手上,它永遠只是現在的延伸。"

致每一位閱讀並使用此書卡的璀璨靈魂們:

首先,請先讓我向您致上最深的禮敬。

本書卡首獻於途經過傷痛與冰冷雪路,
卻願意從中擴張愛的心量、凝出內在水晶的寶貴英雄們。

我想,親愛的你會被這本書卡吸引,
一定是場非常有意義的巧合。

在十年的身心靈工作生涯中,
陪伴與深愛了許多英雄們,
從生命泥濘中,步步拾級,
一次次面見了更完整與更舒展的自己。

以前總是覺得,
過往自己歷經的殘忍黑夜,
是為了讓自己更快的具有能接住他人的能力。

但隨著經歷成長，越發的覺得，
那一些入骨的疼痛，
是讓我在走上這條路途時，
深刻的認知自己有多麼幸運。

能有幸成為幸福守門人，
能有幸能深愛大家一場，
能有幸能從大家的天涯中尋獲自己，
能有幸走入服務，真的太被恩寵了。

這兩年一直在想，我還能為這個世界貢獻出甚麼呢？

然後，這本書卡便誕生了。
這套療心卡在被設計的時候，
是從希望它能更合適的陪伴更多靈魂家人們而做。

它有一種非常溫柔的適用性，
無論親愛的你想將它用在自我撫慰與修練之上，
或者已帶著光亮的愛成為療癒者的你，
也非常適合將它結合在任何道具或法門上的運用。

願它能成為你真誠的小夥伴，
成為與你心共工的神奇傳聲筒。

願它能為你帶來堅定的支持與力量。

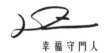

幸福守門人

脈輪

是身體的能量中心

可以讓你擁有穩定安全感跟歸屬感

能夠安心地活著

想擁有每日飽滿的能量

就要從平衡人體七大脈輪開始

探索
七大脈輪

你好，人間美好

親愛的，一路至今，辛苦了！
請一定要知道，你之所以出生，來到這裡，是為了完成只能透過你才能完成的生命，見證只有透過你才能通往的聖域與榮耀。

你曾在一段又一段的寒冷雪路中迷失方向、失去力量與秩序，也曾在一場場異常艱辛的巨龍挑戰與黑暗深淵中倍受考驗，藉由種種困難之境，你得到啟發或覺悟，喚醒生命驚人力量。

親愛的，請讓我擁抱你，
並深深禮敬你的每一段不為他人知的困境。因為如此不易，請讓這套脈輪療心卡守護、陪伴你，讓它提供更深的愛，在你前行的路上支持你。

因為你每一分努力，都正在積累你的最高生命價值。
你正在實踐，只有透過你才能活出的人生模樣。

親愛的，你本已是人間巨大的珍貴！
請帶著更高的驚嘆與敬重，善護自身，
因為你與人間值得，同為神聖寶藏！

請探索七大脈輪，
療癒心中的小宇宙。

我們每個人的內在核心中，都有七個如同圓輪一樣的能量中樞在旋轉著，我們將它們稱呼為脈輪。

脈輪的梵文是 Chakra，是轉動輪子之意，連結天地能量，也是能量進入身體、心靈的通道。脈輪是身體的能量中心，我們的身體從頭到腳有頂輪、眉心輪、喉輪、心輪、太陽輪、生殖輪、海底輪等七大脈輪，各掌管對應不同的系統、器官。

如果你覺得身體不舒服，或是有解決不了的心病，可能都是脈輪失衡或能量不足所致。

親愛的，對於宇宙「心生敬意」是神聖且永生流轉的藥泉，它能安撫創傷、轉化低潮、帶來恩典與幸運，當你喝下這碗神奇的藥，你將獲得超神魔法，為你神聖的生命之旅帶來強大的支持力量。

所以平衡脈輪可以讓你擁有穩定安全感跟歸屬感，能夠安心地活著，抬頭看著太陽、月亮與地球之間的和諧牽引，產生一股穩穩地深入人心的宇宙能量，想擁有每日飽滿的能量，就要從平衡人體七大脈輪開始。

親愛的，第一個愛的練習，要先學會「愛自己」，然後其他璀璨的愛才能被你的光芒吸引而來。

愛與恐懼，是所有情緒的源頭能量，這股能量，放在我們生命天秤的兩端。

若天秤傾向於恐懼，我們對於未來將會充滿種種負面的「預期」，而這種「預期」是一股神秘而且強大的心靈力量，一旦預期的負能量不停地被累積，便會通往物質真實面向的顯化。

也就是說，你內心的「預期」將造就你的每一個明天。相反的，若是我們的天秤傾向於愛，每一個明天都將充滿愛和正向，每一刻都指日可待。所以，收集愛的能量無比重要。

當然，這並不代表恐懼不被需要，相反的，它們從來就密不可分，恐懼與愛在我們體內共同存在，各為一股巨大的能量。用有這股力量，我們將在慢慢成長的過程中，更加擁有清楚的覺察能力與選擇權力，更加擁有群山的廣闊與大海的從容，能在恐懼中看見愛的跟隨，亦在愛中更深的感激恐懼。

愛與恐懼，一念之間，隨你而轉。請更深的了解你本身具有的巨大力量，善護你的選擇、善護你的心念，偉大的你，將決定你能看見的一切。目的是不枉此生，在你的藍圖中，你是英雄，你是主宰！

每一張指引卡都是一顆能量寶石

人的身體一共有七個脈輪，脈輪的能量狀態深刻地影響著我們的身心展現。連結著天與地，也是進入心靈的通道。七個脈輪會因為振動頻率的不同，所顯現出來的顏色也不同。

本套療癒卡同時置入脈輪習修與療癒通道，以七脈輪能量為基底延伸，每一個脈輪各有七張寶石卡。七個脈輪共有四十九張指引卡。

當我們抽出療癒卡時，可以將卡片中的文字透過意識傳送給其對應的脈輪，透過正向力量與祝福的置入，療癒與強化脈輪。

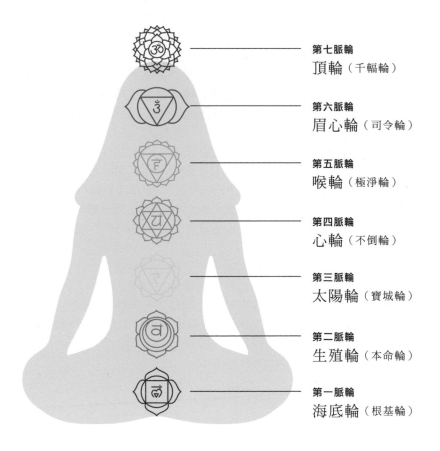

第七脈輪
頂輪（千輻輪）

第六脈輪
眉心輪（司令輪）

第五脈輪
喉輪（極淨輪）

第四脈輪
心輪（不倒輪）

第三脈輪
太陽輪（寶城輪）

第二脈輪
生殖輪（本命輪）

第一脈輪
海底輪（根基輪）

第一脈輪	● 海底輪 (根基輪) – 紅色	第五脈輪	● 喉輪 (極淨輪) – 水藍色
第二脈輪	● 生殖輪 (本命輪) – 橘色	第六脈輪	● 眉心輪 (司令輪) – 靛色
第三脈輪	● 太陽輪 (寶城輪) – 黃色	第七脈輪	● 頂輪 (千輻輪) – 紫色
第四脈輪	● 心輪 (不倒輪) – 綠色		

四十九張主卡,並結合生命四角色(副卡)的帶入與共工。讓我們輕輕撫慰自己的心靈與內在角色,陪伴你以最簡易的方式,步步深化對生命的信任與敬意。

有幸身為身心靈從業者,在近十年的心靈溝通之中陪伴了許多人經歷愛與天涯的故事,其中最讓我感激的,是能有機會陪伴到來的朋友,並攜手合作,透過各式心靈探索道具進行交流與溝通。認識生命藍圖、探索內在核心阻礙、理解與流動創傷、喚醒神聖內在力量,回到愛的時序、重建自我完整感與生命模式。

每一段從恐懼中穿越到愛的過程,都為我帶來對於生命深深的感動與讚嘆,雖然我無法用言語與文字詳細表達出,但這是我持續越發感恩與堅守在職場道途的重要原因。

而經常讓我偶感遺憾的是,若沒有持續練習深化愛的頻道,就算進行完心靈交流,回歸日常生活後我們難免一點一點的回到恐懼中心。於是我嘗試創造這樣一套帶著簡易信念,愛的練習道具,幫助陪伴並支持有緣份的光行者們在生活中溫柔共行,這便成了我放在許願盒中的心願。

誠摯邀請親愛的你與指引卡共同合作,當你將指引卡的文字送往內心,便想像是在你的心中嵌入閃亮的寶石勳章,一天一點點導入愛的基因,持續療癒過往,並儲蓄內在寶石,除了轉化過往傷痕,更許未來一切從歡的底氣。

———

深深祝福美好的你,
盡情收穫生命最珍貴的寶石。
而這一切萬物可期的第一步,
是你的一句我願意。

主 / 副牌卡
基本介紹
———

※ 觀看影片時,建議
打開繁體中文字幕。

第一脈輪

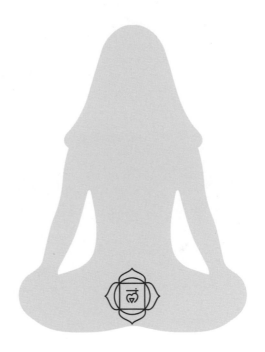

海底輪

— 根基輪 —

對 應 位 置／	位於人體會陰處
對 應 心 理 狀 態／	身心動能和活力來源
對 應 顏 色／	深紅色
對 應 音 頻／	LANG
對 應 冥 想／	4瓣紅色蓮花
對 應 精 油／	沒藥、快樂鼠尾草、秘魯香脂
對 應 氣 場 感 受／	深紅色熱感
轉 變 特 點／	學習以營養的食物、想法與信念，有意識地滋養自己

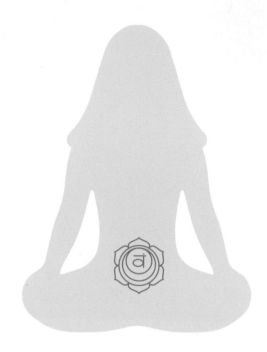

生殖輪

—本命輪—

對 應 位 置 /	位於人體肚臍下方
對 應 心 理 狀 態 /	安全感
對 應 顏 色 /	橘橙色
對 應 音 頻 /	VANG
對 應 冥 想 /	6瓣橙色蓮花
對 應 精 油 /	玫瑰、玫瑰天竺葵、檀香、馬鬱蘭
對 應 氣 場 感 受 /	橘色暖感
轉 變 特 點 /	學習允許自己接納所有的自我、學習建立更健康的親密關係、學習照顧好內在小孩

第三脈輪

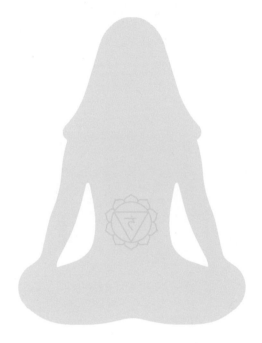

太陽輪

寶城輪

對 應 位 置	位於太陽神經叢
對 應 心 理 狀 態	自信心 / 自我價值認可與發揮
對 應 顏 色	黃色
對 應 音 頻	RANG
對 應 冥 想	10 瓣黃色蓮花
對 應 精 油	廣藿香、薄荷、佛手柑、甜橙、檸檬香茅
對 應 氣 場 感 受	黃色微陽暖
轉 變 特 點	學習更加抬頭挺胸，向世界展示自己 / 練習建立自信心與自我肯定 / 學習更敞開、更愉快的與整個世界建立正向橋梁

第四脈輪

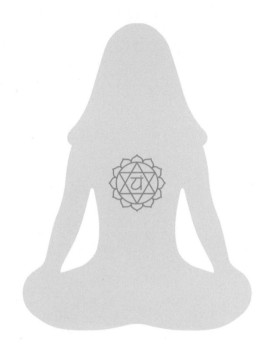

心
輪

—
不
倒
輪
—

對 應 位 置	位於心臟
對 應 心 理 狀 態	其他脈輪的覺知感應器
對 應 顏 色	綠色
對 應 音 頻	YANG
對 應 冥 想	12 瓣綠色蓮花
對 應 精 油	玫瑰、肉桂、依蘭、香蜂草
對 應 氣 場 感 受	綠色舒緩青草地
轉 變 特 點	學習愛自己與他人所是的每一個真實模樣 / 學習如誠的心禮敬與深深尊重所有人的生 命 / 學習相信與擴展內心源源不絕的愛

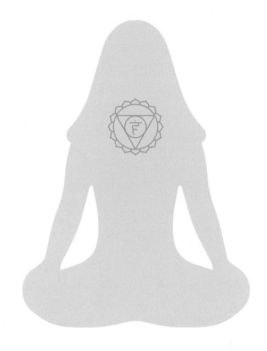

喉輪

—極淨輪—

對 應 位 置 /	位於咽喉處
對 應 心 理 狀 態 /	溝通能力（說出心裡話的能力）
對 應 顏 色 /	藍色
對 應 音 頻 /	HANG
對 應 冥 想 /	16 瓣藍色蓮花
對 應 精 油 /	洋甘菊、西洋耆草、橙花
對 應 氣 場 感 受 /	藍色輕涼感
轉 變 特 點 /	學習勇敢為自己出聲 / 學習各種不同的表達方式 / 學習相信在這個世界中，你的表達是極為重要的

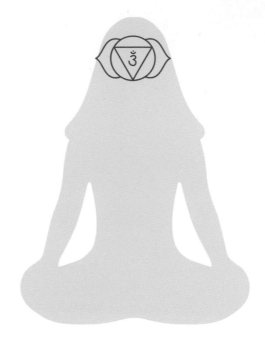

眉心輪

一 司令輪 一

對 應 位 置	/	位於前額兩眉心之間
對 應 心 理 狀 態	/	清晰鋒利的頭腦意識能力
對 應 顏 色	/	靛色
對 應 音 頻	/	AUM
對 應 冥 想	/	2瓣靛色蓮花
對 應 精 油	/	迷迭香、杜松莓、薰衣草
對 應 氣 場 感 受	/	靛色醒悟微涼感
轉 變 特 點	/	學習以任何你喜歡的方式養成靜心習慣／學習隨時停下來，有意識的深呼吸，將頭腦放鬆與置空

第七脈輪

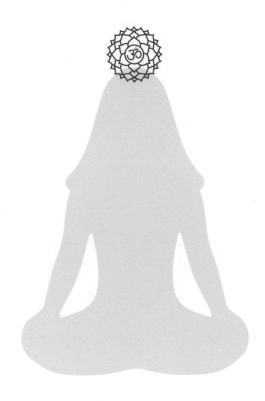

頂輪

—千輻輪—

對 應 位 置 /	位於頭頂
對 應 心 理 狀 態 /	開悟性和自我保護力
對 應 顏 色 /	紫色
對 應 音 頻 /	OGUM SATYAM OM
對 應 冥 想 /	1000瓣紫色蓮花
對 應 精 油 /	乳香、檀香、雪松
對 應 氣 場 感 受 /	紫色包圍感
轉 變 特 點 /	學習感受與自己更深的合一/學習交付自己於你的較高自我們/學習接受更多靈性教導/學習守護自身能量磁場

每一張指引卡
都是一封情書和一顆寶石

將情書溫柔咀嚼
將寶石置入對應脈輪

喚起愛的力量

脈輪療心指引卡

49 張主牌卡

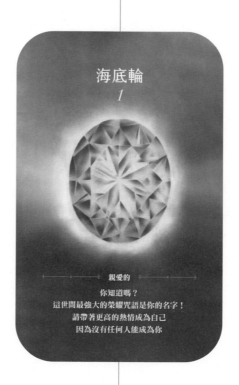

海底輪
1

海底輪
1

親愛的

你知道嗎？
這世間最強大的榮耀咒語是你的名字！
請帶著更高的熱情成為自己
因為沒有任何人能成為你

親愛的：

你知道嗎？
這世間最強大的榮耀咒語是你的名字！
請帶著更高的熱情成為自己
因為沒有任何人能成為你

親愛的，
請將雙手與注意力溫柔的集中在你的海底輪之上，
冥想一顆充滿熱情的紅寶石，
進入到你的海底輪。

接下來，
透過七次緩慢且悠長的深呼吸，
感覺這顆神聖的、擁有源源不絕生命力與熱情的紅寶石，
在你的海底輪之中，放大光芒，
並逐步驅散所有海底輪中的黑暗。

現在，請念出下面引導語句，
感覺這顆神聖力量的紅寶石，
與你的海底輪共生共榮。

我是自己人生最大的主人！
我帶著最高的榮耀，
愉快地成為我自己。

只有我，能真正地成為我！
只有我，能真正地引領我！
只有我，能真正地活出我！

太好了！我是我自己。
太好了！我能決定我自己！

這是世間最偉大榮耀與恩賜，
便是我的名字！

我叫 ＿＿＿＿＿＿＿＿＿＿＿＿
我叫 ＿＿＿＿＿＿＿＿＿＿＿＿
我叫 ＿＿＿＿＿＿＿＿＿＿＿＿

親愛的：
你知道嗎？你之所以成為你，
是經過神聖的嚴謹確認而成的。

世間之所以精彩，
是因為它容納了萬千可能。
而我們的眼睛向外看，
有時便容易看到了別人的好。

我們偶爾會埋怨，甚至羨慕嫉妒，
為什麼別人天生不努力就能有我們想要的樣子，
而我們拼了命努力卻不及他萬分之一。

親愛的，
我們的物質眼睛向外看的同時，
記得打開你的心靈眼睛向內看。

要知道，
別人盡其一生努力也不可能成為你。
你之所以生為你，
是因為只有你，
才能演繹好自己精彩的一生。

除了你，誰都不行！

現在開始，
我們不攀、不比，
帶著絕然的尊敬，自重自己，
同時也欣賞每一個人是他們神聖的自己。

讓世界這座大花園，永生璀璨。

海底輪
2

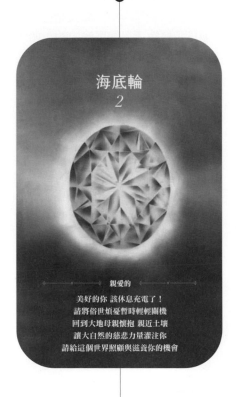

海底輪
2

— 親愛的 —

美好的你 該休息充電了！
請將俗世煩憂暫時輕輕關機
回到大地母親懷抱 親近土壤
讓大自然的慈悲力量灌注你
請給這個世界照顧與滋養你的機會

親愛的：

美好的你 該休息充電了！
請將俗世煩憂暫時輕輕關機
回到大地母親懷抱 親近土壤
讓大自然的慈悲力量灌注你
請給這個世界照顧與滋養你的機會

親愛的，
請將雙手與注意力溫柔的集中在你的海底輪之上，
冥想一顆充滿熱情的紅寶石，
進入到你的海底輪。

接下來，
透過七次緩慢且悠長的深呼吸，
感覺這顆神聖的、擁有源源不絕生命力與熱情的紅寶石，
在你的海底輪之中，放大光芒，
並逐步驅散所有海底輪中的黑暗。

現在，請念出下面引導語句，
感覺這顆神聖力量的紅寶石，
與你的海底輪共生共榮。

———～———

我接收大自然源源不絕的愛，
我接收天地生生不息的愛，

我體內所有的元素，
與天地自然深深合一、永恆共振，

我敞開自己，
接受整片大自然的洗禮與淨化。

我是_____我是_____我是_____
我全然接收大地的補給，
並藉此賦予自己更強大的力量，
與整個世界共生共榮。

感恩！感恩！感恩！

親愛的：
聽說我們的人生，
是從一個完整走到另一個完整的過程。
我也一直這麼深信著。
過程當中的極喜極悲，
這麼說起來，彷彿再如常不過。

請在那些好難好難的時候，
這麼對自己說：沒事，腐朽吧！
盡情的腐朽，讓已經耗電太多的細胞與力量徹底放電，
允許所有的無力程式在你身上發生。

帶著自己，以任何你喜歡的方式，
回到大自然的懷抱吧！
大地之母生生世世給予我們生命的支持。
每一株花草都是來自大地母親的愛，
草原、田野、森林、河川、海洋等等，
都是以支持人類生命豐盛的願心演變而來。

在好累的時候，陪著自己與整片大地重新建立連結，
並安心地交付所有傷、所有累、所有無以為濟。

藉著大地溫柔支持的力量，
快速地讓自己感覺好起來。

帶著感謝心，好好埋葬自己。
等到電力回充了，身心慢慢開始蓄電了，
那些綠色的小苗便會冒出土壤，
你也將親眼看見，自己慢慢的重生起來，
皮膚粉嫩透亮、眼神透明堅立。

感恩生命總有他如此神聖的秩序。
真心願每一個沉睡，都是為了更好的被喚醒。

我愛你。

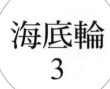

海底輪
3

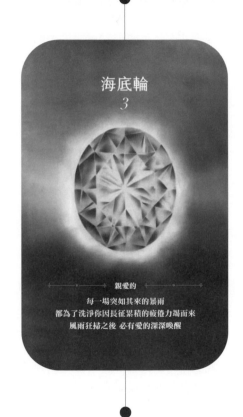

親愛的：

每一場突如其來的暴雨
都為了洗淨你因長征累積的疲倦力竭而來
風雨狂掃之後 必有愛的深深喚醒

親愛的，
請將雙手與注意力溫柔的集中在你的海底輪之上，
冥想一顆充滿熱情的紅寶石，
進入到你的海底輪。

接下來，
透過七次緩慢且悠長的深呼吸，
感覺這顆神聖的、擁有源源不絕生命力與熱情的紅寶石，
在你的海底輪之中，放大光芒，
並逐步驅散所有海底輪中的黑暗。

現在，請念出下面引導語句，
感覺這顆神聖力量的紅寶石，
與你的海底輪共生共榮。

———⟡———

我敞開雙臂，
在風雨之間感受到愛的發生。

我鬆開雙手，
讓所有阻礙我通往真正幸福的意念，
隨著風雨洗禮而去。

我勇敢地進入到風暴中心，
走進全新的蛻變之中。

我是_____我是_____我是_____
我帶著信心，
與風雨合作共工。

待風雨過後，
我將與更完整的自己，
嶄新再生。

親愛的：
請相信，那一些盡了力卻依舊無解的糾纏，
在未來，在一切準備就緒的時候，
將會出現新的機會，
讓我們以足夠的信念與力量的去改變一切。

回看來時路，
你在成長中不知不覺穿越過的那些難，
也曾是過去無解的糾纏。

先別急著為突如其來的不如意感到不幸。
每一場生命的暴雨，
都是為了沖洗掉累積已久的負向纏繞，
以及提供最友善的提醒而來。
都是對我們最大的疼惜與不捨。

親愛的，對不起，
或多或少，讓你受到驚嚇了。
你可以藉這場雨，
替過往許多個曾經痛哭出聲。

在大暴雨的聲音與氛圍保護中，
你可以盡情地釋放你自己。
你的每一個表達，都是一場對自己的解放。

毀滅與重建，往往並肩發生，
你永遠被最高的溫柔守護，
請為自己點上心中的長明燈，
對每一個未來保有期待。

給時間一些時間，慢慢凝聚自我的力量，
安住在自己的時程秩序中，
待寒冬過、待春風起。

我愛你。

海底輪
4

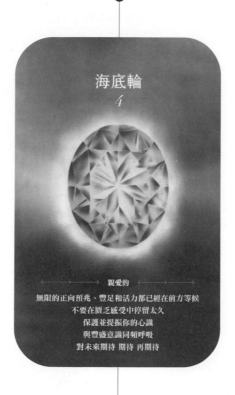

親愛的：

無限的正向預兆、豐足和活力都已經在前方等候
不要在匱乏感受中停留太久
保護並提振你的心識
與豐盛意識同頻呼吸
對未來期待 期待 再期待

親愛的，
請將雙手與注意力溫柔的集中在你的海底輪之上，
冥想一顆充滿熱情的紅寶石，進入到你的海底輪。

接下來，
透過七次緩慢且悠長的深呼吸，
感覺這顆神聖的、擁有源源不絕生命力與熱情的紅寶石，
在你的海底輪之中，放大光芒，
並逐步驅散所有海底輪中的黑暗。

現在，請念出下面引導語句，
感覺這顆神聖力量的紅寶石，
與你的海底輪共生共榮。

———⁓———

我遠比自己想像的富足！
我擁有遮風避雨的家、足夠的飲食、暖和的衣服、便利的
生活、有消費與選擇人生的資源⋯⋯

我允許自己放下對財富的焦慮與恐慌，
我相信絕對沒有甚麼好擔心的！

我是_____我是_____我是_____
我清楚的知道自己被豐盛的供應著，
當我更加的愛自己、確認自己，
財富將源源不絕的擁抱我、支持我。

我遠比自己想像的富足！
我遠比自己想像的富足！
我遠比自己想像的富足！

感恩至今供應我成長的所有豐沛財富，
感恩你！感恩你！感恩你！

親愛的：
當你主動想像未來時，
你便已經在創造你的未來。
那個未來的模樣已經透過想像，
被你的細胞所預期。
就好像你的明天會從你的今天生出來一樣。

也就是說，
你所相信的可能都會顯化展現，
並且擁有更多的成真和實現。

所以如此美好的你，
就從現在開始，
讓各種形式的好運朝向你而來！

每天花幾分鐘的時間，
閉上眼睛來，想像所有你想要的豐盛與你同在，
想像你已經身處你的理想當中。

比起花力氣斥責自己、否定自己，
這個方式能協助我們更好的增強自己的信念系統。

你的意識，分分鐘都在創造你的未來模樣。
所以，請好好保護你的心念與所想，
畢竟當你抽到這張卡，
所有豐盛已在前方不遠等待，
金色細雨早圍繞於你。

對未來期待 期待 再期待！

願我們一起徜徉，
於愛、
於希望。

我愛你。

海底輪 5

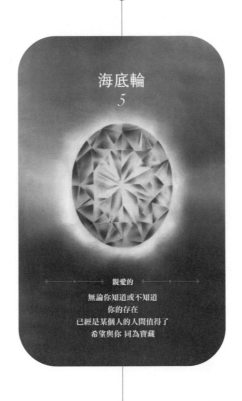

海底輪
5

親愛的

無論你知道或不知道
你的存在
已經是某個人的人間值得了
希望與你 同為寶藏

親愛的：

無論你知道或不知道
你的存在
已經是某個人的人間值得了
希望與你 同為寶藏

親愛的，
請將雙手與注意力溫柔的集中在你的海底輪之上，
冥想一顆充滿熱情的紅寶石，
進入到你的海底輪。

接下來，
透過七次緩慢且悠長的深呼吸，
感覺這顆神聖的、擁有源源不絕生命力與熱情的紅寶石，
在你的海底輪之中，放大光芒，
並逐步驅散所有海底輪中的黑暗。

現在，請念出下面引導語句，
感覺這顆神聖力量的紅寶石，
與你的海底輪共生共榮。

———❧———

我是重要的。

在我最不經意時，
我的存在早已成為光，
溫暖與滋養這個世界。

我很榮幸並開心地知道，
我與世間，同為重要寶貝。

我是_____我是_____我是_____
我對自己發出最高善意、
我對所有人發出最高善意、
我對整個世界發出最高善意。

我是美好，
我將創造與吸引更多美好。

親愛的：
一定記得，無論你知道或不知道，
你永遠會是某人笑起來的理由！

你如此的心善與柔軟，
你一定要知道呀！

時光溫柔，需要我們慢慢自懂；
生命可愛，也需要我們慢慢自寵。

當你願意更喜歡你自己，
允許自己敞開心，享受生活，
你就已經是世間救贖了。

對這個地球與許多人來說，
你是重要的。

你在無意間，給予了出乎你意想之外的養分，
滋養並溫暖了黑夜與人心。

所以，美好且寶貝的你，
請一定帶著自己去經歷更多美好的事情，
讓自己慢慢習慣有雙發現美好的眼睛，
也讓自己慢慢習慣擁有喜歡萬物的心智。

這樣慢慢的、更深的轉換自己，
讓自己有更強大的力量，
讓靈魂們持續愉快共鳴。

你將擁有了真正出色的品質 - 片刻都心喜！

你該有多美好啊！

一起慢慢練習。
我愛你。

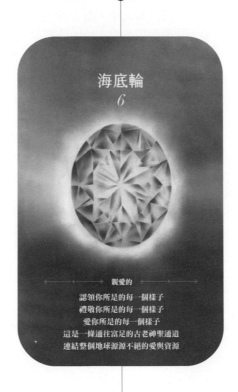

海底輪
6

親愛的：

認領你所是的每一個樣子
禮敬你所是的每一個樣子
愛你所是的每一個樣子
這是一條通往富足的古老神聖通道
連結整個地球源源不絕的愛與資源

親愛的，
請將雙手與注意力溫柔的集中在你的海底輪之上，
冥想一顆充滿熱情的紅寶石，
進入到你的海底輪。

接下來，
透過七次緩慢且悠長的深呼吸，
感覺這顆神聖的、擁有源源不絕生命力與熱情的紅寶石，
在你的海底輪之中，放大光芒，
並逐步驅散所有海底輪中的黑暗。

現在，請念出下面引導語句，
感覺這顆神聖力量的紅寶石，
與你的海底輪共生共榮。

———～———

我是＿＿＿＿我是＿＿＿＿我是＿＿＿＿
我允許神聖祝福進入我，
擴大我愛的心識，

協助我調整與轉化，
讓我更深的擴容，
接納與喜愛每一個自己。

我明白每一個不適的自我，
都在以他們的方式，
呼喚我的愛與疼惜，
我願意卸下對自我的所有否定。

我願意以最高最好的溫柔，
禮敬我所是的每一個樣子，
愛我所是的每一個樣子。

親愛的：
你喜歡自己的每一個樣子嗎？
世間如同鏡面反射，
若我們對某個自己充滿不喜與批判，
我們便將對他人與世界充滿不喜與批判。

而你如此神聖並偉大的生命，
若在不喜之中白白空度，
真的太可惜了。

好不好，我們一起，
把那些不喜歡的自己一個一個找回來。

這個世界從不缺乏美好，
缺乏的是發現美好的眼睛。
所以親愛的，
請讓更多的溫柔流入你的眼睛，
帶著更寬廣的愛，好好看待自己。

茂盛是你、枯落是你，
柔軟是你、尖銳是你，
堅強是你、脆弱是你，
自尊是你、自卑是你，
有愛是你、渴望愛是你。
有種好美的愛，是像海納百川一樣的接納。
你能認領多少自己，便能領接多豐富的世界。

親愛的，每一個你都是你，
都值得被深深的禮敬與疼惜。

慢慢來，
經由接納每一個自己，
領取宇宙恩典的包裹。

我愛你。

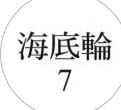

海底輪
7

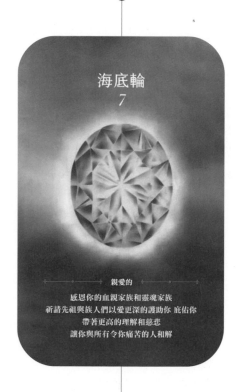

海底輪
7

親愛的

感恩你的血親家族和靈魂家族
祈請先祖與族人們以愛更深的護助你 庇佑你
帶著更高的理解和慈悲
讓你與所有令你痛苦的人和解

親愛的：

感恩你的血親家族和靈魂家族
祈請先祖與族人們以愛更深的護助你 庇佑你
帶著更高的理解和慈悲
讓你與所有令你痛苦的人和解

親愛的，
請將雙手與注意力溫柔的集中在你的海底輪之上，
冥想一顆充滿熱情的紅寶石，
進入到你的海底輪。

接下來，
透過七次緩慢且悠長的深呼吸，
感覺這顆神聖的、擁有源源不絕生命力與熱情的紅寶石，
在你的海底輪之中，放大光芒，
並逐步驅散所有海底輪中的黑暗。

現在，請念出下面引導語句，
感覺這顆神聖力量的紅寶石，
與你的海底輪共生共榮。

———～———

我是_____我是_____我是_____
我呼請我的先祖與靈魂家族們，
護助我、庇佑我，使我心中有愛，
並護我每一天行走在愛中。

我深深的領受先祖與靈魂家族們的每一分傳承與教導。

我將帶著這份巨大且深遠的祝福，
活出最高最好的自己。

我的每一分成就，
都有你們的優秀品質。

我將在此生，
放大你們的光與愛。

感恩！感恩！深深感恩！

親愛的：
你不需要自己扛下所有！

有一股古老並龐大的神聖力量，
自你出生便已連結，
這股力量對你的存在，
有無盡的深愛與祝福。

這便是你的血親先祖家族與靈魂家族。

你是這個家的孩子，
你是這個靈魂家族的孩子，
世世代代的力量，
延續傳承並造就於你。

無論你是否能即刻的感受，
但這股愛與支持，從未消退半分。

讓這份從源頭傳下的，
生生不息的愛，
在你的心中無限的擴大。

接收這份愛，
帶著更深的生命勇氣，
走入深沉的理解與慈悲。

它將帶領你，
並給予你莫大的底氣，
與使你痛苦的一切，
在愛中和解。

你是如此寶貝的。

我愛你。

生殖輪
1

生殖輪
1

親愛的

你之所以出生 來到這裡
是為了奔赴約定 為了去愛和接受愛
為了與他人和世間
來一場乘興而來 盡興而歸的美好旅程

親愛的：

你之所以出生 來到這裡
是為了奔赴約定 為了去愛和接受愛
為了與他人和世間
來一場乘興而來 盡興而歸的美好旅程

親愛的，
請將雙手與注意力溫柔的集中在你的生殖輪之上，
冥想一顆充滿熱情的橘色寶石，
進入到你的生殖輪。

接下來，
透過七次緩慢且悠長的深呼吸，
感覺這顆神聖的、最具有安全感與完整感的橘色寶石，
在你的生殖輪之中，放大光芒，
並逐步驅散所有生殖輪中的黑暗。

現在，請念出下面引導語句，
感覺這顆神聖力量的橘色寶石，
與你的生殖輪共生共榮。

我是_____我是_____我是_____
我以最高的自由意志降生人間，
在這一生，
我為了愛與被愛而來，
我所遇見的每個人、發生的每件事、看過的每個風景，
都是一場深情的如約而至。

我乘興而來，
我願意享受生命百態滋味。

我招喚我的最高安全感協助，
我深深的支持自己，
將每一天活出最飽滿的模樣，
日日無憾，
年年無悔，
直到盡興而歸。

親愛的：
你不會空手而歸。
所以請與自己做場深愛之約吧！

為了自己的心之所向、
為了自己想成為的樣子、
為了自己未曾熄滅的期待與熱愛，
盡情奔跑吧！

即便我們曾不停的失敗再失敗，
沒關係，只要心中嚮往不滅，
再來！再來！再來！

我們的一生是一場浪漫的康復，
每一次為自己的奔赴都是鮮花與偏愛。

邁向嚮往之境，
支持自己靈魂的渴望與需求，
同時允許自己在路上偶爾脆弱並需要被支持。

那些看似遙不可及的，
往往沒有想像中的那麼遙遠。

請允諾自己：
好，我願意，我陪你出發。
因為我深深的愛你，因為我們值得。

自愛的聖戰，
一約即定，萬山無阻。
好期待你的每一步。

我愛你。

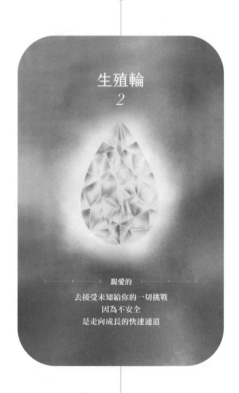

生殖輪
2

親愛的

去接受未知給你的一切挑戰
因為不安全
是走向成長的快速通道

親愛的：

去接受未知給你的一切挑戰
因為不安全
是走向成長的快速通道

親愛的，
請將雙手與注意力溫柔的集中在你的生殖輪之上，
冥想一顆充滿熱情的橘色寶石，
進入到你的生殖輪。

接下來，
透過七次緩慢且悠長的深呼吸，
感覺這顆神聖的、最具有安全感與完整感的橘色寶石，
在你的生殖輪之中，放大光芒，
並逐步驅散所有生殖輪中的黑暗。

現在，請念出下面引導語句，
感覺這顆神聖力量的橘色寶石，
與你的生殖輪共生共榮。

———～·～———

我的茁壯早已經超過我的想像，
我長大了，
成為有充足力量去面對任何挑戰的自己了。

每一個我面前的挑戰，
都是未知為我帶來的禮物，
讓我從不那麼安全的路上，
找到真正永不幻滅的安全感，

我是＿＿＿＿我是＿＿＿＿我是＿＿＿＿
我將在每一個挑戰與未知之中，
面見我的無限的潛能。

我渾身是光，
永受滋養。

親愛的：
適當的安全是好的，
但過度的安全卻像是溫柔毒藥，
它將慢慢成為僵固，
封鎖了城牆外的一切可能性。

親愛的，
若你的內心對風沙後面的世界有所期待與嚮往，
那麼走出城邦，去探險吧！

恩典的路途，
往往在混亂之中顯化出來。

未知，之所以是充滿力量的字眼，
因為它代表不安全、無法被控制，
但同時也代表了我們無法想像的廣闊與可能。

你永遠不必知道你將走到哪裡，
只要對遠方有所期待，出發吧！

走進風塵中，
走進不可控之中，
走進萬般可能之中，

當你抽到這張療心卡，
它也溫柔的提醒你，勇敢做出改變吧！
不只為了更好未來的可能性。

更重要的是去面見自己的潛能，
去看看你從未看過，
但卻渾身是光的自己。

恭喜你，
城門開了、
風沙來了。

我愛你。

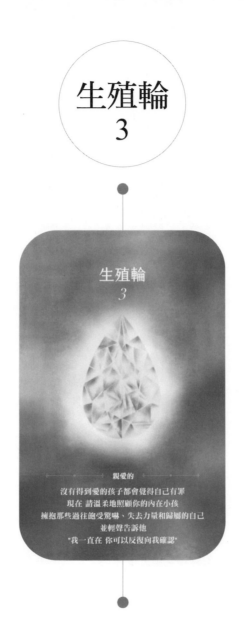

親愛的：

沒有得到愛的孩子都會覺得自己有罪
現在 請溫柔地照顧你的內在小孩
擁抱那些過往飽受驚嚇、失去力量和歸屬的自己
並輕聲告訴他
" 我一直在 你可以反復向我確認 "

親愛的，
請將雙手與注意力溫柔的集中在你的生殖輪之上，
冥想一顆充滿熱情的橘色寶石，
進入到你的生殖輪。

接下來，
透過七次緩慢且悠長的深呼吸，
感覺這顆神聖的、最具有安全感與完整感的橘色寶石，
在你的生殖輪之中，放大光芒，
並逐步驅散所有生殖輪中的黑暗。

現在，請念出下面引導語句，
感覺這顆神聖力量的橘色寶石，
與你的生殖輪共生共榮。

我相信我的內在力量中心處，
有一座源源不絕的 愛的水源地，
我感到非常的滿足與感恩，
我永遠能感受到內在對我的支持與愛。

我已經足夠成熟，
能夠理解、寬容與原諒，
我願意帶著更透澈的愛，回到我的生命源頭。
愛自己，愛我的父母親與手足。
愛我生命所是的所有樣子。

我是＿＿＿＿我是＿＿＿＿我是＿＿＿＿
我打開心門，通過原諒走向愛。
我愛你！我愛你！我愛你！
感恩你！感恩你！感恩你！

親愛的：
沒有得到愛的孩子都會覺得自己有罪。
而這個負罪感若沒得到營養補充，
很可能會造成內心深處"我不配得"的意識，
並在我們成長之後，
一次次重複上演"事與願違"的情節，
持續內在的晃動和空無。
所以美好的你，我們就從今天開始吧！

愛天下間所有的孩子，
也愛我們心裡深處的內在孩童。

一般而言，
我們的內在孩童都具有強大的愛的本質，
能支持你的修復療癒，能支持你去享受親密關係。

若是他受傷了，
親愛的，不要忘記你已經長大了，
成為了一個完整的、發光的個體。
你可以在意念中回到過往，
將幼時的自己保護起來。

現在的你很安全，
可以釋放所有童年時期的創傷，
走進愛裡，愛自己，然後推愛及人。

唯有愛，才能真正治癒愛呀！
與自己的童真一起起舞吧！
與自己的內在不停擁抱吧！
讓自己充分得到來自自我的寵溺與疼愛吧！

所有在你身旁的人，
都因為你而擁抱了更多的快樂。

願，光與愛底下，再沒有缺乏愛的孩子。
我愛你。

生殖輪 4

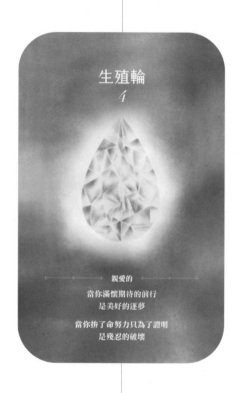

生殖輪
4

親愛的

當你滿懷期待的前行
是美好的逐夢

當你拚了命努力只為了證明
是殘忍的破壞

親愛的：

當你滿懷期待的前行
是美好的逐夢

當你拚了命努力只為了證明
是殘忍的破壞

親愛的，
請將雙手與注意力溫柔的集中在你的生殖輪之上，
冥想一顆充滿熱情的橘色寶石，
進入到你的生殖輪。

接下來，
透過七次緩慢且悠長的深呼吸，
感覺這顆神聖的、最具有安全感與完整感的橘色寶石，
在你的生殖輪之中，放大光芒，
並逐步驅散所有生殖輪中的黑暗。

現在，請念出下面引導語句，
感覺這顆神聖力量的橘色寶石，
與你的生殖輪共生共榮。

———— ～ ————

我將輕鬆地對自己的生命負起全然的責任，
從即日起，
我的每一天、每一個追逐，
都延展我的渴望與熱愛。

我的每一天，
都過著比昨天更有力量的生活。

我是＿＿＿＿我是＿＿＿＿我是＿＿＿＿
我終止需要向他人與世界證明自己的意識，
我帶著光回到我自己，
不負自己。

從今天起，
我只在愛中前行。

親愛的：
你永遠不用證明，
不用向這個世界，
更不用向任何人證明你自己。

證明像是永不知飽足的野獸，
一旦我們向它餵食了，
我們便需要不停的證明、證明、再證明。

而我們將在其中，
不斷的加倍看重外在的眼光與評價，
逐步失去自我的力量，

親愛的，
回來吧！
回到自己的力量中來。

你如此的好，
何必需要任何證明。

往內看，
你唯一需要做的是，
讓自己的每一天活在期待與熱愛之中。

好好生活，
好好帶自己精彩生活，
愛護自己、照顧自己、滋養自己、疼惜自己。
慢慢去實踐期待中的自己與生命。

一個人若是過著有能量的生活，
他人一定能感受到，

而你的能量，
定能延展萬丈光芒。

我愛你。

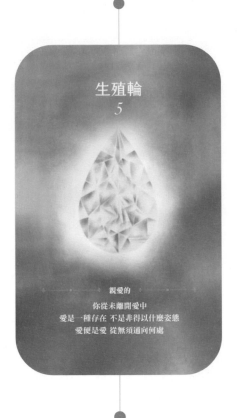

生殖輪
5

親愛的
你從未離開愛中
愛是一種存在 不是非得以什麼姿態
愛便是愛 從無須通向何處

親愛的：

你從未離開愛中
愛是一種存在 不是非得以什麼姿態
愛便是愛 從無須通向何處

親愛的，
請將雙手與注意力溫柔的集中在你的生殖輪之上，
冥想一顆充滿熱情的橘色寶石，
進入到你的生殖輪。

接下來，
透過七次緩慢且悠長的深呼吸，
感覺這顆神聖的、最具有安全感與完整感的橘色寶石，
在你的生殖輪之中，放大光芒，
並逐步驅散所有生殖輪中的黑暗。

現在，請念出下面引導語句，
感覺這顆神聖力量的橘色寶石，
與你的生殖輪共生共榮。

我與愛同名，
整個世界以愛之名牢牢牽引我。

當我發生苦痛，
它是愛對我的大聲呼喚。

我是＿＿＿＿我是＿＿＿＿我是＿＿＿＿
我呼請我的較高自我們，
以及宇宙之愛，
共聚在我的生殖輪中。

給予我更強大的轉化力量，
在所有發生中，
認出愛、體驗愛、學習愛、成為愛。

在愛中，我很強壯，
並永遠充滿生機與力量。

親愛的：
來，我們一起將愛擴大，再擴大。

你被愛著，於是你身旁永遠有愛你的人，
你能高歌、能享受富足、能自由的擁抱世界。

可能偶爾越過山丘，卻發現無人等候，
你會戰敗，會落寞、無力，
會被一個又一個巴掌打的響。但這也是愛。

唯有如此，我們才得以更完整和英勇的正視前方。
每一個我們的途徑，從未遠離過源頭的愛。

愛是一種存在，磐石不移的存在，
不是非得什麼姿態。
"愛就是愛，從不通往何處。"

多有意思！
愛就是愛，就是一種純粹的發生，
愛的本身，飽滿且明亮。

而一切苦楚與不耐，
可能來自於想要讓愛 "成為" 一些別的什麼，
例如關係、例如證明…

也許，在愛成為任何可能之前，我們先嘗試看看，
讓愛你的人和你愛的人，在愛中自由；
也讓親愛的你，在愛中自由。

我心中有愛、你心中有愛，
只是這樣，我們就已經在光中永生不滅。

即便有些不易，但我們一起練習。
"我是愛你的，而你是自由的。"

我愛你，很愛你。

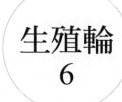

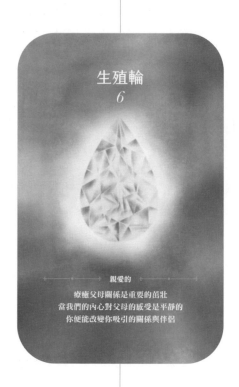

親愛的：

療癒父母關係是重要的茁壯
當我們的內心對父母的感受是平靜的
你便能改變你吸引的關係與伴侶

《寶石置入》方式

親愛的，
請將雙手與注意力溫柔的集中在你的生殖輪之上，
冥想一顆充滿熱情的橘色寶石，
進入到你的生殖輪。

接下來，透過七次緩慢且悠長的深呼吸，
感覺這顆神聖的、最具有安全感與完整感的橘色寶石，
在你的生殖輪之中，放大光芒，
並逐步驅散所有生殖輪中的黑暗。

現在，請念出下面引導語句，
感覺這顆神聖力量的橘色寶石，
與你的生殖輪共生共榮。

———～———

我決定不再攜帶任何受困能量，
無論在內心和身體。

我以深深禮敬之心，看待我的父母親。

我明白，他們也在自己的世代與生命中，
歷經挑戰與磨難，他們都是英雄。

我是_____我是_____我是_____
我認領，我是我父親的孩子，我是我母親的孩子。

我將帶著他們傳承於我的優秀品質，卓立於世。

現在，我帶著最高的感激與愛，
將他們的課題歸還給他們。

現在，我將所有糾結放下，
歸於平靜喜悅中。

親愛的：
請慢慢的理解，
每個人都在時間流之中，
慢慢的學習、慢慢的成熟，
我們是，我們的父母親也是。

即便血緣親入骨髓，
我們依舊獨立面對各自的考驗。

偶爾我們會犯錯，
然後等時機成熟之時，
了悟自己的錯誤，慢慢練習改變。

父母也是。

我們對於愛情的感受，
和我們對雙親的感受有絕大的影響，
若我們能釋放對父母雙方或其中一方的舊有憤怒和不適感，
我們將得到很大的支持和愛的力量。

當我們的內心對父母的感受是平靜的，
你便能改變你招喚的關係與伴侶。

是時候了，
嘗試轉化或調整你看待父母的眼睛，
無論人間劇本看似溫暖或殘忍，
你永遠能是自己最大的主人。

慶幸的是，
我們永遠有如何看待父母的選擇權。

願把整個世間的溫暖與愛都送到你懷中。

我愛你。

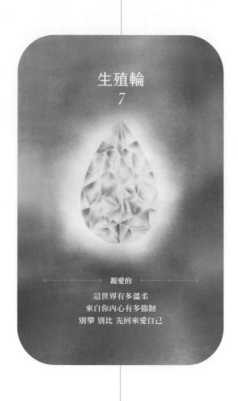

生殖輪
7

親愛的：

這世界有多溫柔
來自你內心有多強韌
別攀 別比 先回來愛自己

親愛的，
請將雙手與注意力溫柔的集中在你的生殖輪之上，
冥想一顆充滿熱情的橘色寶石，
進入到你的生殖輪。

接下來，
透過七次緩慢且悠長的深呼吸，
感覺這顆神聖的、最具有安全感與完整感的橘色寶石，
在你的生殖輪之中，放大光芒，
並逐步驅散所有生殖輪中的黑暗。

現在，請念出下面引導語句，
感覺這顆神聖力量的橘色寶石，
與你的生殖輪共生共榮。

———∿———

我願意放下所有攀比，
正視自己。

並以充滿聖愛的眼睛，
重新看待自己。

仔細看看，
我也在發光。

我是＿＿＿＿我是＿＿＿＿我是＿＿＿＿
在全世界肯定我之前，
我肯定我所是的每一個樣子。

我願意由衷肯定自身，
感受並認領我的生命神聖，
並接收更多溫柔向我流入。

親愛的：
只有你能成為自己。
別攀、別比，
請停下來，愛自己所是的每一個樣子。

世間萬物多采茂盛，
形象萬千，
而萬千都是慈悲。

生命有一種溫情的形態，
不是去成為"最好的"，
是柔軟的好好認識自己，
看見自己的匱乏所在與力量所在，
欣賞自己的黑暗與光亮，
傾聽自己、成為自己，再超越自己。

來世間一趟，
總想去試試看更多可能。

我們一起，
去玩、去試、去坦然的犯錯或成長，
去試試更多的"我能"和"我可能"。

請手持你的愛與相信，
將某個自己從深深的"不配得意識"中喚醒。

若他顫抖，你便微笑著抱抱他；
若他哭泣，你便輕輕對他說別怕。

你本存在，你本具有。
要記得，
溫柔與你，同為救贖。

我愛你。

太陽輪
1

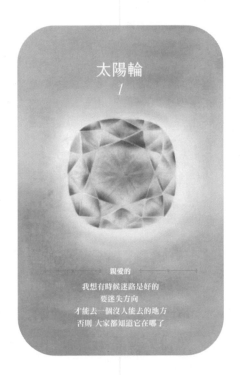

太陽輪
1

親愛的

我想有時候迷路是好的
要迷失方向
才能去一個沒人能去的地方
否則 大家都知道它在哪了

親愛的：

我想有時候迷路是好的
要迷失方向
才能去一個沒人能去的地方
否則 大家都知道它在哪了

親愛的，
請將雙手與注意力溫柔的集中在你的太陽輪之上，
冥想一顆充滿力量的金黃色寶石，
進入到你的太陽輪。

接下來，透過七次緩慢且悠長的深呼吸，
感覺這顆神聖的、最具有自信感與飽滿感的金黃色寶石，
在你的太陽輪之中，放大光芒，
並逐步驅散所有太陽輪中的黑暗。

現在，
請念出下面引導語句，
感覺這顆神聖力量的金黃色寶石，
與你的太陽輪共生共榮。

———∽———

我是＿＿＿＿我是＿＿＿＿我是＿＿＿＿
現在，我召喚所有對目前處境感到緊張的自我，
來到陽光底下集合。
與我一起共同敞開，沐浴在金黃色光中。

我感受到所有的細胞都在金黃色光中，
舒展開來、安定下來。
我與生俱來，便擁有探險的勇氣與力量。
我的心中有一道彩虹光，在每個失去方向的時刻，
它都能自動開啟。

所以在每一個迷路的時期，
我都是安全的，我都是自由的，我都是未知的。
我都是更加充滿希望的。

我敞開自己，在每個生命地圖上沒有標注的地方，
盡享無限的風光。

親愛的：
心和心之間會迷路，
自我和自我間會迷路，
過去和未來間會迷路，

但是我的寶貝們，
沒關係的喔。

迷路像極了一場神的恩賜，
祂派了大天使們到我們身邊，
輕輕地用手將我們的眼睛矇起來，
讓我們失去方向感與安全感，
讓我們喪失過往習慣的判斷力，
讓我們進入了一段伸手不見五指的迷霧中。

但也因此，我們獲得了真正傾聽內心的機會。

失去方向的同時，我們擁有了重新設定的機會。

未知二字非常神奇，看似有著對未來的種種憂心，
但也代表著無限可能性，超過你最好預期的，
無限可能性。

你已經如此勇敢的，以喪失方向與斷開依賴的型態，
深愛了人間一回。
未來怎麼捨得讓你失望。

別怕，放下指南針，不急著找出路。

和自己一起，在這座森林好好探險，
好好遊戲，好好看看原本地圖上無法出現的美好風景。

要知道，陽光和迷霧在同一個前方，
而你走的每一步，都更靠近太陽。

深深愛你。

太陽輪
2

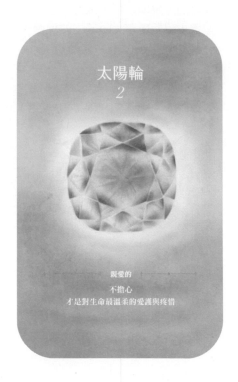

太陽輪
2

親愛的

不擔心
才是對生命最溫柔的愛護與疼惜

親愛的：

不擔心
才是對生命最溫柔的愛護與疼惜

親愛的，
請將雙手與注意力溫柔的集中在你的太陽輪之上，
冥想一顆充滿力量的金黃色寶石，
進入到你的太陽輪。

接下來，
透過七次緩慢且悠長的深呼吸，
感覺這顆神聖的、最具有自信感與飽滿感的金黃色寶石，
在你的太陽輪之中，放大光芒，
並逐步驅散所有太陽輪中的黑暗。

現在，請念出下面引導語句，
感覺這顆神聖力量的金黃色寶石，
與你的太陽輪共生共榮。

———

我是_____我是_____我是_____

在信任面前，我放下擔心，
在禮敬面前，我放下擔心，
在讚嘆面前，我放下擔心，
在聖愛面前，我放下擔心，

我願意，
以深深的祝福取代擔心，
以深深的信心取代擔心。

我將每一分擔心幻化成愛，
支持我的當下，
與每一個更高更好的明天。

親愛的：
擔心呀，
它像是一位拼命護住你的好朋友，
它深深的怕你受傷，
怕你踩空、怕你跌撞，
怕你會遇上種種不好。

但害怕往往會不小心停止了所有的"變成"。

好不好，
我們好好擁抱內在那個好擔心的自己。

告訴它，我知道了，我看見你了，
好！謝謝你一路上的盡力維護。

但我最親愛的自己，
請讓我與你共工，
卸下你的種種恐懼與不安。

我已經長大了，
已經有充足的滋養可以去創造喜悅，
也早已經有足夠的力量去轉換黑暗。

我誠摯的邀請你，
將擔心的號令輕輕放下，
換上信任的權杖，並牢牢握緊。

你的信任，
將成為我生命最高的助力與護祐。

同時，我也將以信任取代擔心，
面對身旁的每一個人、每一件事。

祝福他人，同時成就自己。

我愛你。

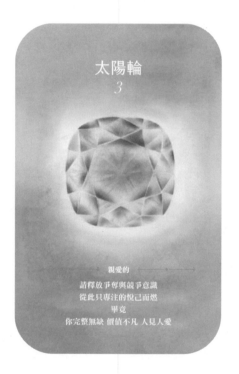

太陽輪
3

親愛的
請釋放爭奪與競爭意識
從此只專注的悅己而燃
畢竟
你完整無缺 價值不凡 人見人愛

親愛的：

請釋放爭奪與競爭意識
從此只專注的悅己而燃
畢竟
你完整無缺 價值不凡 人見人愛

親愛的，
請將雙手與注意力溫柔的集中在你的太陽輪之上，
冥想一顆充滿力量的金黃色寶石，
進入到你的太陽輪。

接下來，
透過七次緩慢且悠長的深呼吸，
感覺這顆神聖的、最具有自信感與飽滿感的金黃色寶石，
在你的太陽輪之中，放大光芒，
並逐步驅散所有太陽輪中的黑暗。

現在，請念出下面引導語句，
感覺這顆神聖力量的金黃色寶石，
與你的太陽輪共生共榮。

───◇───

我是_____我是_____我是_____

現在，
我停止認同對競爭與得失的內心評判。

我清楚地知道，
得到是禮物，
失去也是禮物。

正向成長是餽贈，
黑夜與挑戰也是餽贈。

在所有需要競爭與比較的狀況中，
我都能喚醒與生俱來的勇氣，
任何競爭與得失都無法影響我的價值，
以及我對自己的信心與立定。

是的，
我完整無缺，
價值不凡。

我的生命，
永遠悅己而燃。

我願意放下與別人的競爭和比較，
我願意讓愛佈及全身，
並推愛及每一個人，
感恩賜與我成長和經驗的每一個人。
感恩你們！感恩你們！感恩你們！

親愛的：
關於自愛的練習。
首先，
請你對自己所是的每一個樣子，
發出認同！

接著，
你用這樣的喜歡，
將生命活得更加灼灼生輝。

真正的悅己，
從不依靠別人的口喜歡自己，
也從不需要外在的輸贏來疊加。

寶貝的你是否發現了，
從那些競爭與爭奪中，
從那些外來的輸贏中獲得的自信和喜悅。

終將因為外在而失去。

有沒有發現，
越長越大之後，
我們彷彿只有在特定的狀況和環境下，
才會被允許有開心的反應。

受到肯定或誇獎，於是開心了。
感覺到幸運降臨，於是開心了。
努力有了好成果，於是開心了。

但親愛，因為外在原因而升起的心喜，
或遲或早，也會因外在的原因而被剝奪。

請你不妨保留一個心喜的泉源，
讓一切舒暢通順的流通。
讓自己的基礎頻率、鎖定在舒心歡喜之中。

比起發生什麼所以開心了，
更重要的，是無論發生什麼，
都不能剝奪我們保持心喜的權利。

你自出生便是神聖無比的，
每一個你的樣子，都是寶貴的，
你本生而喜悅。

當你發現你的喜悅可以從對自己喜歡開始，
源源不絕而生。

那你一定也能發現，
這樣的喜悅並不會因外在事件與評價而有絲毫的減少。

沒有任何，
能夠阻擋你對自己的喜歡。

這樣的喜歡，
悅己而燃，
價值不凡。

我愛你。

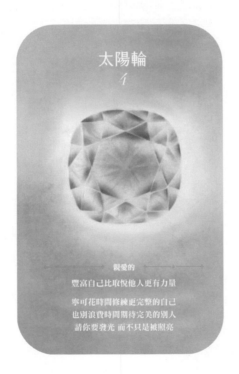

太陽輪
4

親愛的
豐富自己比取悅他人更有力量

寧可花時間修練更完整的自己
也別浪費時間期待完美的別人
請你要發光 而不只是被照亮

親愛的：

豐富自己比取悅他人更有力量

寧可花時間修練更完整的自己
也別浪費時間期待完美的別人
請你要發光 而不只是被照亮

親愛的,
請將雙手與注意力溫柔的集中在你的太陽輪之上,
冥想一顆充滿力量的金黃色寶石,
進入到你的太陽輪。

接下來,
透過七次緩慢且悠長的深呼吸,
感覺這顆神聖的、最具有自信感與飽滿感的金黃色寶石,
在你的太陽輪之中,放大光芒,
並逐步驅散所有太陽輪中的黑暗。

現在,請念出下面引導語句,
感覺這顆神聖力量的金黃色寶石,
與你的太陽輪共生共榮。

我是_____我是_____我是_____
我清楚地知道,我對他人的每一個期待,
都恰恰是我內在最需要的、最渴望的。

請我最神聖、最慈悲以及最具有力量的內在協助我,
讓我們成為自己的拯救者,
讓我們成為自己的給予者。

現在,我喚醒我內在強大的創造力與自信,
與我深深合一。

我相信,所有我期待的品質,都能在我之內產生。
我的未來、我的渴望,皆由我創造。

感恩!感恩!感恩!

親愛的：
我們每個人的內心很可能都擁有一個期待被救贖的自我。

一直在等待一位高大的拯救者，
來證明與肯定，或者解脫自己。

透過時間，越來越清晰顯化，
你將會發現，穿越迷霧而出的身影，
就是你自己，而且只能是你自己！

我們的內在求助者一直習慣在等待。

因為誰出現了，所以幸福了；
因為誰愛我了，所以完整了；
因為誰肯定了，所以一切都有價值了。

可是親愛的，你是否也發現了，
任何將主權嫁託在他人生命走向的行為，
都是有潛在危險和不安的。

因為可能會移轉或消失。

親愛，不要擔心，
我指的話不是不去愛人或依靠人，
只是多了一個程序 ── 先豎立自己的權威。

先拯救自己、愛自己，
然後更獨立有力量的去愛與被愛。

親愛的，
回頭牽牢自己、疼愛自己。
同時跟緊自己、相信自己。
願，恣意享受。
晚安，親愛的你。

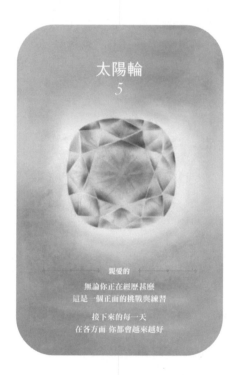

太陽輪
5

親愛的

無論你正在經歷甚麼
這是一個正面的挑戰與練習

接下來的每一天
在各方面 你都會越來越好

親愛的：

無論你正在經歷甚麼
這是一個正面的挑戰與練習

接下來的每一天
在各方面 你都會越來越好

《寶石置入》方式

親愛的，
請將雙手與注意力溫柔的集中在你的太陽輪之上，
冥想一顆充滿力量的金黃色寶石，
進入到你的太陽輪。

接下來，
透過七次緩慢且悠長的深呼吸，
感覺這顆神聖的、最具有自信感與飽滿感的金黃色寶石，
在你的太陽輪之中，放大光芒，
並逐步驅散所有太陽輪中的黑暗。

現在，請念出下面引導語句，
感覺這顆神聖力量的金黃色寶石，
與你的太陽輪共生共榮。

———— ∿ ————

我是_____我是_____我是_____

我明白，
在我眼前的考驗，
以及對身心的磨難，
是一場對於生命而言，
正向的挑戰。

在這之中，
一定有我需要學習及穿越的。

親愛的自己，
請一定不要被嚇倒，
慢慢的深呼吸，
慢慢的直視眼前的恐懼，
在這之中，
一定有生命溫柔的提醒。

貼近它，
感受它，
理解它，
看懂它為什麼會發生，
一切將會立即轉換。

所有看似是詛咒的，
都將瞬間化成最高的祝福。

從現在開始，
接下來的每一天，
在各方面，
一切都會越來越好。

親愛的：
無論你現在正在面對什麼難題與考驗。
無論你是否感覺自己有足夠的力量克服與穿越。

都請一定知道，
這是一個正面的挑戰。

好轉是一段需要耐心澆灌的過程，
我們將面對反覆不定的陰晴與陽雨，
直到我們能從容和諧的從恐懼中迎接愛的回歸。

我們的身體與細胞，
更是記錄著許多我們不知道或者不記得的傷害。
所以親愛的，
這是一個正面的挑戰與練習。

請給自己更多的時間，
以內在信心與堅定深深的支持自己，
一天一點點的喚醒無限可能的自我。
「每一天，在各方面，我都會越來越好。」

總覺得這個「各方面」是個神奇的字眼。

那些我知道、或不知道的自己，
那些我知道、或不知道的傷痕，
那些我知道、或不知道的恐懼，
如今，我都以愛召喚，
今後的每一天，在各方面，
我們都會越來越好。

我愛你！我愛你！我愛你！

太陽輪
6

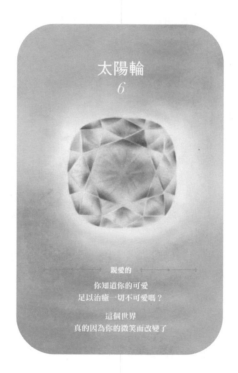

太陽輪
6

親愛的

你知道你的可愛
足以治癒一切不可愛嗎？

這個世界
真的因為你的微笑而改變了

親愛的：

你知道你的可愛
足以治癒一切不可愛嗎？

這個世界
真的因為你的微笑而改變了

親愛的，
請將雙手與注意力溫柔的集中在你的太陽輪之上，
冥想一顆充滿力量的金黃色寶石，
進入到你的太陽輪。

接下來，
透過七次緩慢且悠長的深呼吸，
感覺這顆神聖的、最具有自信感與飽滿感的金黃色寶石，
在你的太陽輪之中，放大光芒，
並逐步驅散所有太陽輪中的黑暗。

現在，請念出下面引導語句，
感覺這顆神聖力量的金黃色寶石，
與你的太陽輪共生共榮。

我是＿＿＿＿＿我是＿＿＿＿＿我是＿＿＿＿＿
我召喚我內在童話故事中的主角光環，
我啟動我神奇的魔法力量。

將我的可愛放大一千倍，
將我的快樂放大一千倍，
將我的溫暖放大一千倍，
將我愛的魔法放大一千倍。

我的微笑，治癒了一切枯萎，
我的亮晶晶，為黑暗大地帶進了光芒，
我的可愛，足以治癒一切一切的不可愛

在可可愛愛之中，
深深的感恩！感恩！感恩！

親愛的：
無論現在的你正在經歷什麼，
請你都一定要知道，
在你的可愛面前，
那一些不可愛全都微不足道。

那些什麼巨龍、魔獸、毒蘋果，
一點都成不了氣候！

再充滿毒氣的攻擊，
一觸到你便化散成亮晶晶的小星星。

所以呀！
盡情做一個迷人的混世小可愛吧！

去你想去的世界、
摘你想摘的花、
看你想看的海、
愛你想愛的人。

帶著彩虹之心去探險。
可愛裡面有很多很多的愛，
而愛，永遠無敵。

願我們在嶄新的一周啟程前，
趕緊喚醒內在的快樂孩子，
一起可可愛愛的踏進明天。

我愛你，迷人的你。

太陽輪
7

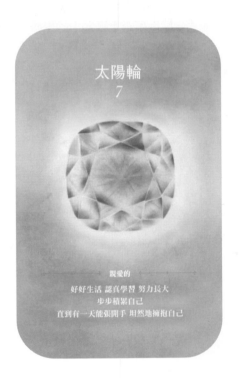

太陽輪
7

親愛的

好好生活 認真學習 努力長大
步步積累自己
直到有一天能張開手 坦然地擁抱自己

親愛的：

好好生活 認真學習 努力長大
步步積累自己
直到有一天能張開手 坦然地擁抱自己

親愛的，
請將雙手與注意力溫柔的集中在你的太陽輪之上，
冥想一顆充滿力量的金黃色寶石，
進入到你的太陽輪。

接下來，
透過七次緩慢且悠長的深呼吸，
感覺這顆神聖的、最具有自信感與飽滿感的金黃色寶石，
在你的太陽輪之中，放大光芒，
並逐步驅散所有太陽輪中的黑暗。

現在，請念出下面引導語句，
感覺這顆神聖力量的金黃色寶石，
與你的太陽輪共生共榮。

我是_____我是_____我是_____
我請求自己與我同在，
放鬆下來。

不心急著去證明，
不心急著得到答案，
不心急著一步登天。

我與自己，
一步一步地走上成長的階梯，
每一步都踏實，
每一天都精進。

我將在不知不覺之中，
我將在溫柔的時光之中，
默默地磨亮砥礪自己。

我將像珍珠一般，
慢慢的匯集光芒，
直至耀眼而出。

每一個往上爬升的自己，
每一個在未見光芒中行走的自己，
都將成為我生命最高的底氣。

直到不久後的某一天，
我能坦然地擁抱自己，
坦然地擁抱一切美好與豐足。

感恩！感恩！感恩！

親愛的：
"積累"，是一個很神奇的字眼，
等同於未來萬丈光芒可期。

每一個再小的嘗試、學習與改變，
經過時間的疊加與積累，終能通往滿願。

這世上所有的福氣和幸運，都是你積攢的善良和努力。
命運從不會無因果的特別關照某個人，
卻一定疼惜認真與堅持的人。

不要心急，
不要對尚未成功或達到某種證明而心急。

世間法則是公平的，尚未得到，
意味著我們仍有需要學習與飽滿的地方。

那些理想來的慢一點都沒關係，
因為一步一步踏實的實踐，
才能永保地基安康。

哪怕現在身心有些受累，
前途也未見光亮，
只要一天一點點踏實的積累，
終能靜待雲開，
親眼見到月明。

願意慢慢沉澱內心，
並日日慢慢積累的人，
終能化大拙為大巧。

只要你能用心生活，
經營並喜歡自己的每一個今天，
就是好美的累積。

我愛你。

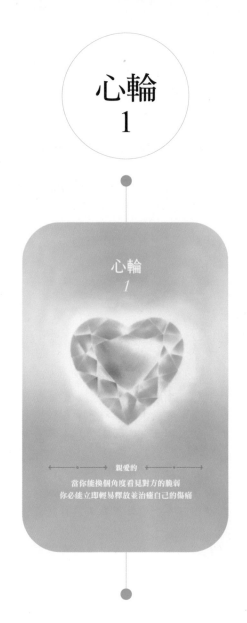

心輪 1

親愛的：

當你能換個角度看見對方的脆弱
你必能立即輕易釋放並治癒自己的傷痛

親愛的，
請將雙手與注意力溫柔的集中在你的心輪之上，
冥想一顆充滿力量的綠色寶石，進入到你的心輪。

接下來，
透過七次緩慢且悠長的深呼吸，
感覺這顆神聖的、最具有無盡慈悲與愛的綠色寶石，
在你的心輪之中，放大光芒，
並逐步驅散所有心輪中的黑暗。

現在，請念出下面引導語句，
感覺這顆神聖力量的綠色寶石，
與你的心輪共生共榮。

我是_____我是_____我是_____
我願意更溫柔的理解，
每個人都有自己的脆弱和不容易。

我願意換個角度，
看見對方的無助和薄弱，
並理解有些攻擊從來不是針對我。

我願意在每個傷害中進行自省與學習，
並同時更深的理解每個攻擊都隱藏對方內在恐懼的反射。

我以愛轉換所有的攻擊，
我以愛轉換所有的傷害，
我以愛深深祝福對方的脆弱，
我以愛立即釋放所有因衝擊產生的創傷，
我以愛治療自己的傷痛。

感恩這一場完美的學習，
感恩！感恩！感恩！

親愛的：
當我們以嚴酷之心在批判他人之時，
透過鏡像能量對流，
你的內在也將同時遭受一樣的苛責與冷淡。

所以親愛的，我們一起改變吧！

於內，請下定決心，
只接受這全然之愛的請求和期待，
只接受慈愛、溫和的生命課題與關係，
以避免自己蒙受艱苦。

於外，請時時刻刻轉念，
不要再將目光放在每個人或每個狀況不光明的地方，
讓你"事外人"的冷淡和苛責，
轉換成"自己人"的祥愛和欣賞。

在各方面溫柔的善待自己，
保持開心、仁慈和親切。

將所有罪惡感、羞愧感和
負向情緒都交由大地母親療癒和轉化。

對他人仁慈友愛的同時，
感覺你的內在開心的飛奔而來擁抱你。

很愛你，親愛的你。

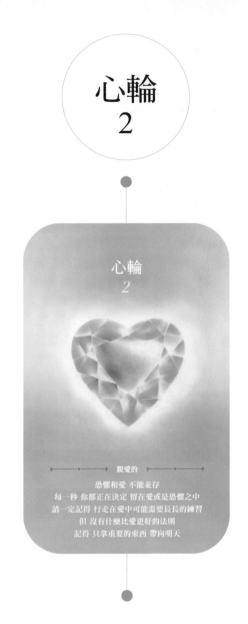

心輪
2

心輪
2

親愛的

恐懼和愛 不能並存
每一秒 你都正在決定 留在愛或是恐懼之中
請一定記得 行走在愛中可能需要長長的練習
但 沒有什麼比愛更好的法則
記得 只拿重要的東西 帶向明天

親愛的：

恐懼和愛 不能並存
每一秒 你都正在決定 留在愛或是恐懼之中
請一定記得 行走在愛中可能需要長長的練習
但 沒有什麼比愛更好的法則
記得 只拿重要的東西 帶向明天

親愛的，
請將雙手與注意力溫柔的集中在你的心輪之上，
冥想一顆充滿力量的綠色寶石，
進入到你的心輪。

接下來，
透過七次緩慢且悠長的深呼吸，
感覺這顆神聖的、最具有無盡慈悲與愛的綠色寶石，
在你的心輪之中，放大光芒，
並逐步驅散所有心輪中的黑暗。

現在，請念出下面引導語句，
感覺這顆神聖力量的綠色寶石，
與你的心輪共生共榮。

———～———

我是_____我是_____我是_____
我明白，恐懼和愛不能並存。
我明白，每一分每一秒將如何度過，
都在我的選擇之間。

每一秒，我都選擇留在愛中，
每一秒，我都選擇與愛共在。
每一個決定，我都選擇行走在愛中。

我明白這需要長長的練習，
我願意將愛深深的置入我的內心。
沒有甚麼比愛更高的法則。

如果只能拿一個重要的東西，
我選擇愛、我選擇愛、我選擇愛。

感恩！感恩！感恩！

親愛的：
我深深的祈禱並祝願。
願接下來的每一天，
我們都能選擇帶著最輕薄的行李，
與最豐盛的自己，
持續在世間探險與旅行。

請慢慢鬆開太緊握的手。

有發現嗎？
我們的手很小，
許是因為我們最後需要帶走的、
或者是安排要讓我們帶走的，
總是不多。

別讓超載的行囊拖住你本該輕盈前行的步伐，
別讓小情小義小生氣，
限制你本該更美好快活的生命。

請發出意願，
任何阻礙你通往幸福的信念，
請深深的感謝，
而後輕輕的放下。

親愛的，
只選重要的東西拿。

畢竟，
你的選擇即造就你所在的世間。

我愛你。

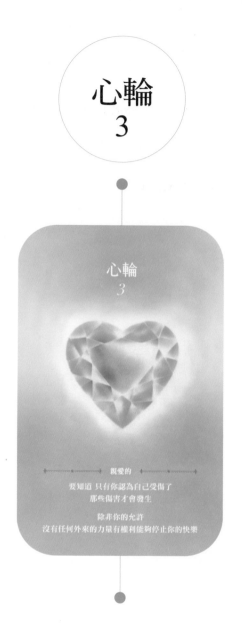

心輪
3

親愛的

要知道 只有你認為自己受傷了
那些傷害才會發生

除非你的允許
沒有任何外來的力量有權利能夠停止你的快樂

親愛的：

要知道 只有你認為自己受傷了
那些傷害才會發生

除非你的允許
沒有任何外來的力量有權利能夠停止你的快樂

《寶石置入》方式

親愛的，
請將雙手與注意力溫柔的集中在你的心輪之上，
冥想一顆充滿力量的綠色寶石，
進入到你的心輪。

接下來，
透過七次緩慢且悠長的深呼吸，
感覺這顆神聖的、最具有無盡慈悲與愛的綠色寶石，
在你的心輪之中，放大光芒，
並逐步驅散所有心輪中的黑暗。

現在，請念出下面引導語句，
感覺這顆神聖力量的綠色寶石，
與你的心輪共生共榮。

———✎———

我是_____我是_____我是_____
我明白所有的傷害裡，
都有我的認同。

所有的剝奪和侵犯中，
都隱含著我的同意。

這是一場很美的學習與練習。

現在，
我拿回自己最高的權力。

我_____
是自己最大的主人。

我_____
是自己最大的主人。

我＿＿＿＿＿＿
是自己最大的主人。

我清楚的明白，
所有傷害、干擾、侵犯和影響，
都來自我的內心響應了這個恐懼。

感謝這場學習，
讓我審視我的內心。

但重要的是，
除非我的允許，
沒有任何外來的力量，
有權利停止我的快樂。

是的，
我是重要的、
我是重要的、
我是重要的。

感恩！感恩！感恩！

親愛的：
一定一定溫柔牢記好嗎？
沒有人能夠不經由你的允許而妨礙你。

若你感覺被干擾了、被侵犯了，
或是因為他人而受到內在影響了，
那麼也有可能，是你內在響應了這個恐懼。

這也是一個很好的威力之點，
反應我們的內心，
原來對某種特定的狀況感到焦慮和害怕。

只要發現了，
那麼離修復就踏進了好大好大一步。

而一次一次的滿滿修補自己，
是通往內在堅定的好方法。

所以不怕好嗎？
當你感覺受到威脅和侵犯的時候，

先別急著害怕好嗎？
我們慢慢藉此感受和梳理自己，

這張卡片同時也提醒著，
你已經走在這樣的自我探索道路，
請勇於示弱和求助，
你將被安排連結到最適合你的療癒指引。

願，洗磨內在、餘生生輝。

我愛你。

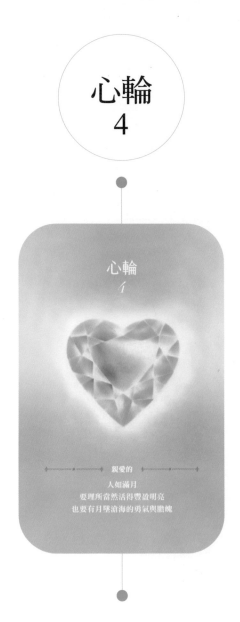

心輪
4

親愛的

人如滿月
要理所當然活得豐盈明亮
也要有月墜滄海的勇氣與膽魄

親愛的：

人如滿月
要理所當然活得豐盈明亮
也要有月墜滄海的勇氣與膽魄

親愛的，
請將雙手與注意力溫柔的集中在你的心輪之上，
冥想一顆充滿力量的綠色寶石，
進入到你的心輪。

接下來，
透過七次緩慢且悠長的深呼吸，
感覺這顆神聖的、最具有無盡慈悲與愛的綠色寶石，
在你的心輪之中，放大光芒，
並逐步驅散所有心輪中的黑暗。

現在，請念出下面引導語句，
感覺這顆神聖力量的綠色寶石，
與你的心輪共生共榮。

我是_____我是_____我是_____
我願意接受來自月亮，
這古老、深邃並且源源不絕的愛。

我在月光中療癒自己，我在月光中修復自己，
我在月光中飽滿自己。

我願活得如滿月一般，理所當然豐盈明亮，
發出溫暖入心的光芒。
同時，我也具有月墜滄海的勇氣和底氣。
我敢於明亮，也敢於歷經黑暗。
感恩月亮自古以來予我源源不絕的支持與補給。

我如白月一般永生明亮、我如白月一般永生明亮、
我如白月一般永生明亮。

感恩！感恩！感恩！

親愛的：
滿月是個神祕奇幻且古老的存在，
它具有“強化”的強大魔力。
滿月能強化並加倍顯化出你現在所是的樣子。

我的親愛，
若這些天你感覺自己的歡喜與幸福被無限的放大，
請一定更加感恩的盡情發光，
如白月活得豐盛明亮。

讓一切快樂與幸福加倍流動，
盡情並理所當然的沉溺在其中，
因為這是你現在本來具有的樣子。

我的親愛，
若是這些天你感到自己失速的墜落，
自我的完整感正在蒙受巨大挑戰，
讓你感覺持續的失去力量，
不要擔心、不要害怕，
這是溫柔的滿月在協助我們
將內在隱藏的慌亂流動與釋放出來，
讓一切失序，無妨！

請更深的交付自己，
讓無力盡情流動、讓墜落盡情流動。

不要怕，
整片滄海正等著溫柔的托住你呢！
當內在恐懼被允許流動，
神聖療癒也同時發生了。

如同我們靈魂所熟悉的，
將自己深深的託付給滿月吧！
它會陪伴你歡喜起舞，
也會撐著傘，與滄海一起，接住你。

與你的內在女人一起，
讓一切深深的、自然的、帶著信任的被放大流動。

人如滿月，
要理所當然活得豐盈明亮，
也要有月墜滄海的勇氣與膽魄。
請接收月亮生生不息的愛，
在很古老的過去、現在、很遠的未來。

深深禮敬、深深如愛。

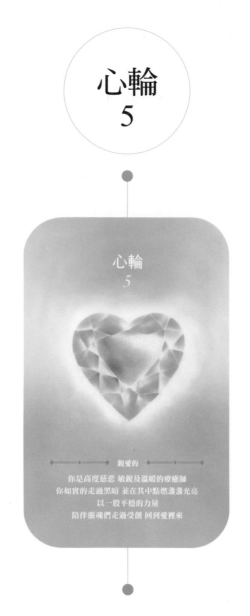

親愛的：

你是高度慈悲 敏銳及溫暖的療癒師
你如實的走過黑暗 並在其中點燃盞盞光亮
以一股平穩的力量
陪伴靈魂們走過受創 回到愛裡來

親愛的，
請將雙手與注意力溫柔的集中在你的心輪之上，
冥想一顆充滿力量的綠色寶石，
進入到你的心輪。

接下來，
透過七次緩慢且悠長的深呼吸，
感覺這顆神聖的、最具有無盡慈悲與愛的綠色寶石，
在你的心輪之中，放大光芒，
並逐步驅散所有心輪中的黑暗。

現在，請念出下面引導語句，
感覺這顆神聖力量的綠色寶石，
與你的心輪共生共榮。

———～———

我是_____我是_____我是_____
我曾獨自走過冰冷的雪路，
也曾不停面見最深的絕望幽谷。

我如實的歷經黑暗，
並在途中找到自我的力量。

在一次又一次打磨之中，長出純白大翅膀。

而現在，
我清楚地領受，
這一路的神聖意義。

我將張開我的大翅膀，
守護與陪伴每個正歷經黑暗的人們。

我願意成為一個溫暖的療癒師，

以最深的慈悲，
和最深的祝福，
協助每個有緣份的靈魂，
從創傷走回到愛裡來。

感恩我過往的每一個征途，
給予我生命最大的力量，
使我成為有能力給予的人。

感恩我未來將擁抱的每一個靈魂，
以及將點亮的每一盞光芒。

感恩！感恩！感恩！

親愛的：
你是重要的管道，
你接受愛，並將愛傳遞出去；
你接受治療，並將治療傳送出去。

你會受傷，這個傷痛在所難免，
這是一切故事的開端。

唯有你經歷痛楚，
你才有機會正視你自己求助的權力，
你才願意在痛楚之中振作與學習，
然後你被治療了。

而更重要的是，
你好起來的過程將成為了一把你的權杖，
結晶並且發光。

你將更加柔軟與包容，
更加能夠轉換立場理解他人傷痛，
並用你新生出的豐厚羽翼溫柔的擁他人入懷。

而他人接收到你的愛之後，
等他的生命聚集足夠的力量去破繭之後，
他也將會溫柔的去愛下一人。

愛和治癒也因此如同聖火傳承，
更加生生不息。

永遠不要小看你自己。
去進行更多的自我治癒，
也去學習更多的治療學識與能力。

願，擁抱傳承。

好愛你。

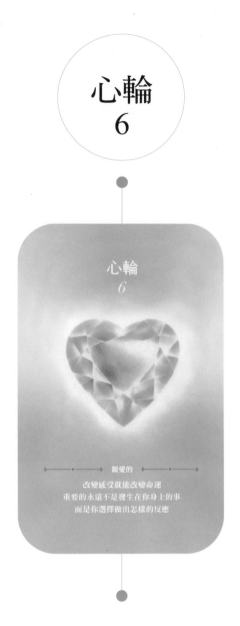

心輪
6

親愛的
改變感受就能改變命運
重要的永遠不是發生在你身上的事
而是你選擇做出怎樣的反應

親愛的：

改變感受就能改變命運
重要的永遠不是發生在你身上的事
而是你選擇做出怎樣的反應

親愛的，
請將雙手與注意力溫柔的集中在你的心輪之上，
冥想一顆充滿力量的綠色寶石，
進入到你的心輪。

接下來，
透過七次緩慢且悠長的深呼吸，
感覺這顆神聖的、最具有無盡慈悲與愛的綠色寶石，
在你的心輪之中，放大光芒，
並逐步驅散所有心輪中的黑暗。

現在，請念出下面引導語句，
感覺這顆神聖力量的綠色寶石，
與你的心輪共生共榮。

我是＿＿＿＿我是＿＿＿＿我是＿＿＿＿
現在，我將所有的焦點放到我的內心，
我的內心有一座神祕並強大的水晶塔。

這個水晶塔能轉換所有的力量，瞬間將暗轉換為光，
它具有全世界最大的魔法。

我知道，改變感受就能改變命運，
而我的水晶塔將永遠賜予我改變感受的能力。

現在，我回到內在的能量中心－我的內心，
我將一切黯淡和困頓，交給我的水晶塔瞬間轉換。

我相信我的內在力量、
我相信我的內在力量、
我相信我的內在力量。
感恩！感恩！感恩！

親愛的：
傳說，有一種神祕的水晶塔，
它具有全世界最強大的轉換魔法，
它能瞬間點石成金，也能瞬間轉暗為光，
它，便是你我的心。

很相信，
我們所建造的外在世界，
很大程度的反應了內在之境。

於是，幸運的是，
我們往往可以透過＂外在困境＂，
來慢慢的探索＂內在真正的信念阻礙＂為何。

然後啟動透過各種方式的練習與調整，
一天一點點的擦亮我們的水晶塔，
更有意識的清楚明白，
我們本身便是那個魔法、
便是那個決定一切的轉換器。

任何教義和信念，
最終都要回歸一個巨大的能量中心，
你的內在！

請相信自己內在的力量，
相信自己超過你所想像的能力，
相信你的內在有一座泉源，
裡頭有源源不絕的愛與生機。

我愛你。

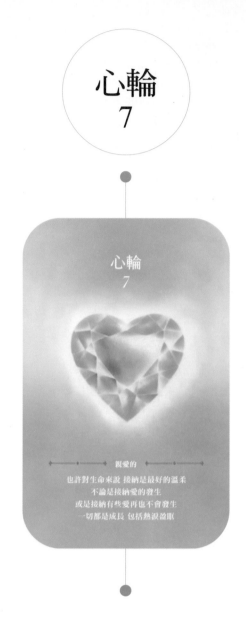

心輪
7

心輪
7

親愛的

也許對生命來說 接納是最好的溫柔
不論是接納愛的發生
或是接納有些愛再也不會發生
一切都是成長 包括熱淚盈眶

親愛的：

也許對生命來說 接納是最好的溫柔
不論是接納愛的發生
或是接納有些愛再也不會發生
一切都是成長 包括熱淚盈眶

親愛的，
請將雙手與注意力溫柔的集中在你的心輪之上，
冥想一顆充滿力量的綠色寶石，
進入到你的心輪。

接下來，
透過七次緩慢且悠長的深呼吸，
感覺這顆神聖的、最具有無盡慈悲與愛的綠色寶石，
在你的心輪之中，放大光芒，
並逐步驅散所有心輪中的黑暗。

現在，請念出下面引導語句，
感覺這顆神聖力量的綠色寶石，
與你的心輪共生共榮。

我是＿＿＿＿＿我是＿＿＿＿＿我是＿＿＿＿＿
我願意接納，
我願意學習溫柔的接納。

接納所有顏色，所有可能，
在我的生命中發生。

在這個接納中，我變得柔軟，
我能以更深的溫柔，
接納每個到來以及祝福每個告別。

感恩一切愛的發生。

我相信愛，
一旦發生，即永恆。

感恩！感恩！感恩！

親愛的：
沒有永恆的黑暗，
只有還在路上的曙光。

最深的黑夜裡，
除了種種未知的恐懼
還有等在裡頭的，
那個前所未見的、渾身是光的自己。

答應我好嗎？
在此之前，
深深的、溫柔的、將自己守護住。

在這場停滯之中，
慢慢的甦醒，
慢慢的舒展開來，
慢慢的洗去累積已久的疲累，
慢慢的靜下來去聚攏自己的力量。

直到黎明降臨，
萬物復甦，
我們都將從渺小的開始，
通往偉大的結束。

我想是的，
一切都是成長，
包括熱淚盈眶。

我愛你。

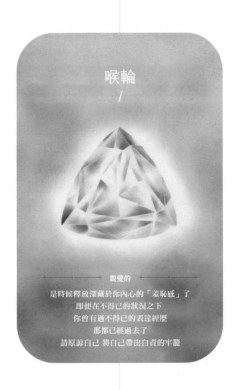

親愛的：

是時候釋放深藏於你內心的「羞恥感」了
即便在不得已的狀況之下
你曾有過不得已的表達經歷
那都已經過去了
請原諒自己 將自己帶出自責的牢籠

親愛的，
請將雙手與注意力溫柔的集中在你的喉輪之上，
冥想一顆充滿力量的淡藍色寶石，
進入到你的喉輪。

接下來，
透過七次緩慢且悠長的深呼吸，
感覺這顆神聖的、最具有表達與創造力的淡藍色寶石，
在你的喉輪之中，放大光芒，
並逐步驅散所有喉輪中的黑暗。

現在，請念出下面引導語句，
感覺這顆神聖力量的淡藍色寶石，
與你的喉輪共生共榮。

———～———

我是_____我是_____我是_____

現在，我宣告自己，
無罪釋放。

我釋放深藏於我內心的羞恥感、
我釋放深藏於我內心的罪咎感、
我釋放深藏於我內心的有愧感。

我將他們交到光中消融。

我將身上所有的自我綑綁的鎖鏈，
全部交到光中消融。

我寬恕所有曾經的迫不得已，
我寬恕所有曾經的無力自我。

我停止責怪自己，
並打開自我囚禁的牢籠，
快樂的釋放自己。

我感受到，
我已經自由了。

所有罪咎得到寬恕，
我是自由的，
我是自由的。

感恩！感恩！感恩！

親愛的：
有一種溫柔，
是長大後的自己，
願意回去擁抱並釋放當時破敗不堪的自己。

告訴當時的自己：
"別苛責自己，你已經盡力。"
"放心，你不失敗！"
"你沒有錯過任何精彩！"
"嘿！看著我，你是完整的！"

月光晴缺都只是循環，
有時候我們的心有力，
能乘著火焰做好每一件事情；
但有時候，我們也無力與疲累，
會做出一些不得已的防衛和妥協。

即便錯誤，
也是在那些時候，
最應該呈現的面容。

釋放所有羞恥與厭惡。
淺淺笑、輕輕愛。
你的一切變化都如此好看。

晚安，親愛的你。

喉輪
2

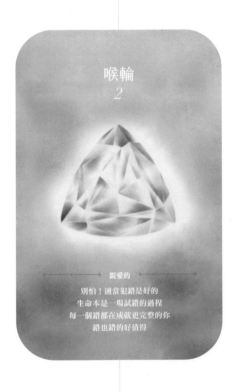

親愛的：

別怕！適當犯錯是好的
生命本是一場試錯的過程
每一個錯都在成就更完整的你
錯也錯的好值得

親愛的，
請將雙手與注意力溫柔的集中在你的喉輪之上，
冥想一顆充滿力量的淡藍色寶石，
進入到你的喉輪。

接下來，
透過七次緩慢且悠長的深呼吸，
感覺這顆神聖的、最具有表達與創造力的淡藍色寶石，
在你的喉輪之中，放大光芒，
並逐步驅散所有喉輪中的黑暗。

現在，請念出下面引導語句，
感覺這顆神聖力量的淡藍色寶石，
與你的喉輪共生共榮。

我是＿＿＿＿我是＿＿＿＿我是＿＿＿＿

現在，
我認同犯錯。

我認同適當的犯錯，
絕對於生命有益。

所有的對，
都是從錯中慢慢的嘗試。

我放下對犯錯的批判，
我放下對犯錯的羞辱，
我放下對犯錯的自我否定。

我信任每一個錯，
都在堆疊每一個最正確的發生，

都在指引我的路。

每一個錯，
都是我生命中的北極星，
協助我更明亮的校準自己，
走上正確的道途。

感恩每一個溫柔的錯。
感恩！感恩！感恩！

親愛的：
你很好！真的很好！

你從過往的經歷一步一步走到現在，
你犯過一些錯誤，

但請注意，它們只是一些錯誤，
身而為人，人之常情本不離犯錯。

但是錯誤並不是罪惡，
錯誤可以被修正，
它不該成為對你的否定。

你可以拒絕罪惡感，
你可以通往理想，更正錯誤，
但你不是罪人！

親愛的，你當然不是罪人！

罪惡感是很毒化的設定，
例如你深夜吃了宵夜，你覺得有罪惡感。
例如你選擇離開愛你的人，你覺得有罪惡感。
例如你愛上不該愛的人，你覺得有罪惡感。

這種表面的罪惡感是巨大的牢籠，
它會讓你困在表象裡頭動彈不得，
讓我們忘了真正該有的罪惡感 ---"我們停止了前進"。

願，釋放。

我愛你！

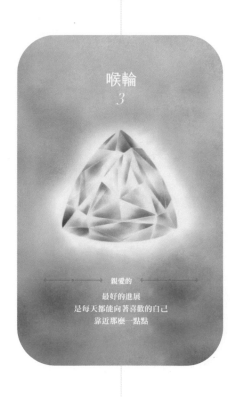

喉輪
3

親愛的

最好的進展
是每天都能向著喜歡的自己
靠近那麼一點點

親愛的：

最好的進展
是每天都能向著喜歡的自己
靠近那麼一點點

親愛的，
請將雙手與注意力溫柔的集中在你的喉輪之上，
冥想一顆充滿力量的淡藍色寶石，
進入到你的喉輪。

接下來，
透過七次緩慢且悠長的深呼吸，
感覺這顆神聖的、最具有表達與創造力的淡藍色寶石，
在你的喉輪之中，放大光芒，
並逐步驅散所有喉輪中的黑暗。

現在，請念出下面引導語句，
感覺這顆神聖力量的淡藍色寶石，
與你的喉輪共生共榮。

───～───

我是_____我是_____我是_____

我深深感恩這個宇宙，
給予我們的所有富足。

我在富足之中，
我在恩典之中，
安心的進展自己。

我每天每天都向喜歡的自己靠近一點點。

現在，
我釋放所有急迫想證明的心，
我釋放所有比較、所有緊繃，
以及所有害怕得不到的心。

我全然走進最好的進展，
我不慌、不急，

我從容的一天一點點、一天一點點，
朝著更高更好的自己，輕盈前行。

感恩！感恩！感恩！

親愛的：
你沒有走錯路！
只是有時候，
我們還沒累積到成功的威力之點，
就先放棄了。

關於真正的蛻變，
恐怕沒有特效藥可以吃。
就像打遊戲一樣，
選擇好你的理想職業，
然後打怪、升裝備，步步拾級，
一日又一日的登入遊戲，
在考驗和挫折中持續累積你的經驗值，
直到變成大神，獲得你應當有的成就。

而絕大部分的蛻變，
都是停在"持之以恆"這個字。

我們一起練習每晚睡前習慣對自己這麼說：
"不心急，但別停下，我在，我們慢慢走。"

所有失敗和挫折都是通往成功的累積。

別怕，也別慌張，
我們慢慢走，慢慢努力，
一天一點點，都是珍貴無比的累積。

沒有一個努力，會被白白浪費。

晚安，親愛的你。

喉輪
4

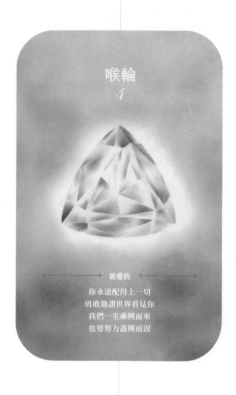

親愛的：

你永遠配得上一切
勇敢地讓世界看見你
我們一生乘興而來
也要努力盡興而返

親愛的，
請將雙手與注意力溫柔的集中在你的喉輪之上，
冥想一顆充滿力量的淡藍色寶石，
進入到你的喉輪。

接下來，
透過七次緩慢且悠長的深呼吸，
感覺這顆神聖的、最具有表達與創造力的淡藍色寶石，
在你的喉輪之中，放大光芒，
並逐步驅散所有喉輪中的黑暗。

現在，請念出下面引導語句，
感覺這顆神聖力量的淡藍色寶石，
與你的喉輪共生共榮。

------ ∽ ------

我是＿＿＿＿＿　我是＿＿＿＿＿　我是＿＿＿＿＿

我願意勇敢的被看見，
我願意勇敢的表達我自己，
我願意站在光亮之處，
我願意勇敢的讓全世界看到我是誰，
我願意展現自己，
我願意盡情的生活。

同時，
我願意尊重這個世界，
對我發出的所有認同或者不認同。

我配得玫瑰，
也能輕鬆容納所有碎石。

我將盡情的生活，
永遠盡情、永遠無悔。

我配得一切。

感恩！感恩！感恩！

親愛的：
我們一定練習敞開，
抬頭挺胸的接受生命每一個饋贈、鼓舞和讚揚。

不再只是給出愛，
期待他人因你的付出與支持，而更加明亮。

不再只是滿足自己去愛的價值。

像水源與大海，不停的循環流動，
才能有永不匱乏的、生生不息的愛。

因此，請一定成全自己的 "配得意識" ，
愉快從容的接受他人予你的愛、喜歡和欣賞，
接受每一個讚美、稱羨和褒獎，
接受每一分照耀在你身上的恩典、陽光與幸運。

同時在這個深感 "配得" 的狀態之上，
請一定更勇敢的讓自己被看見。

盡情的去展現你自己、
盡情的去創造你自己。

不卑不亢。

堂堂正正的讓整個世界知道，
你的所有面向與樣貌；
這就是你，
唯一且珍貴的你。

我愛你。

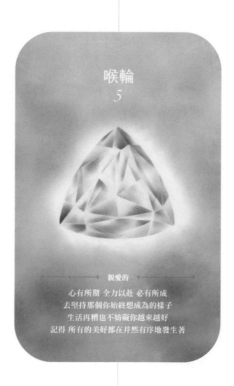

喉輪
5

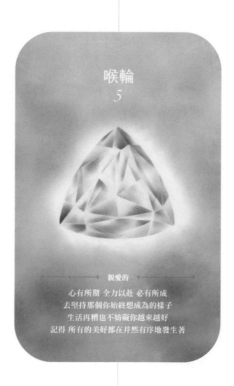

親愛的：

心有所期 全力以赴 必有所成
去堅持那個你始終想成為的樣子
生活再糟也不妨礙你越來越好
記得 所有的美好都在井然有序地發生著

親愛的，
請將雙手與注意力溫柔的集中在你的喉輪之上，
冥想一顆充滿力量的淡藍色寶石，
進入到你的喉輪。

接下來，
透過七次緩慢且悠長的深呼吸，
感覺這顆神聖的、最具有表達與創造力的淡藍色寶石，
在你的喉輪之中，放大光芒，
並逐步驅散所有喉輪中的黑暗。

現在，請念出下面引導語句，
感覺這顆神聖力量的淡藍色寶石，
與你的喉輪共生共榮。

———————

我是_____我是_____我是_____

在陽光照耀下、在陰影壟罩下，
在花香遍野中、在大雨滂沱中。

任何一個外來的模式，
都無法阻擋我堅持去成為想成為的自己；
我堅持奔赴我的期待，
我將一步一步的成為我最期待的樣子。

是的，我要的樣子。

所有好事，
一定都會在路上，井然有序的發生。

感恩！感恩！感恩！

親愛的：
你付出努力，總能收穫甜美果實。
你笑以待人，總能被春風溫暖相待。

真正公平的神聖秩序，
從未曾停止的在精細運作。

它可能不會以你期待的 "特定結果" 出現，
但一定不會有任何機會剝奪你該有的權利。

沒有不公平，我最親愛的。

每一個你為自己的奔赴，
都絕對不會使你失望。

最初與最後的結果都是 "不負不欠"。
你從未辜負，也從未被負。

當你不停的堅持自己想成為的樣子，
並且付諸行動，
那麼美好的一切一定一定都將井然有序的到來。

無論為此，我們經歷什麼樣的悲苦喜樂，
每一個經歷都將轉化成養分。

滋養我們持續的前行。

是的，沒有任何事能阻擋你成為想成為的自己。

所有好事，一定一定都將井然有序的到來。

我愛你。

喉輪
6

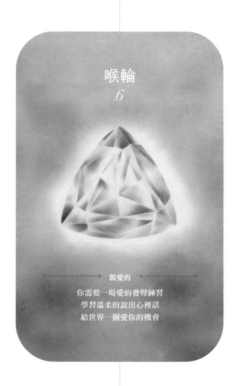

喉輪
6

親愛的
你需要一場愛的發聲練習
學習溫柔的說出心裡話
給世界一個愛你的機會

親愛的：

你需要一場愛的發聲練習
學習溫柔的說出心裡話
給世界一個愛你的機會

親愛的，
請將雙手與注意力溫柔的集中在你的喉輪之上，
冥想一顆充滿力量的淡藍色寶石，
進入到你的喉輪。

接下來，
透過七次緩慢且悠長的深呼吸，
感覺這顆神聖的、最具有表達與創造力的淡藍色寶石，
在你的喉輪之中，放大光芒，
並逐步驅散所有喉輪中的黑暗。

現在，
請念出下面引導語句，
感覺這顆神聖力量的淡藍色寶石，
與你的喉輪共生共榮。

———～———

我是＿＿＿＿我是＿＿＿＿我是＿＿＿＿

我願意走入更深的信任，
我願意慢慢的將心裡的聲音，
透過喉嚨說出來。

我願意表達出來。
我願意為自己的生命，
做一個勇敢的表達者。

每個傾訴都為我帶來療癒，
每場傾聽都為我帶來修復。

現在，我開始建立愛的發聲練習。
感恩世界給予我的所有支持。
感恩！感恩！感恩！

親愛的：
聲音是上天賜予人類的恩典，
讓我們得以說出心裡話，
為我們的生命做出最好的表達。

聲音是萬物皆共有的振動和力量，
聲音是很神奇的存在，
具有淨化的特質。

當你發聲，
療癒便已經開始流動。

親愛的，
請一定嘗試，
領受這個這麼好的恩典。

透過聲音，
慢慢的說出更多你的心裡話。
讓聲音成為你的翅膀，
將你的心與這個世界更深的連結。

親愛的，
不要習慣往內吞下，
將聲音慢慢的、溫柔的發出來。

讓這個世界有機會感受更多的你，
給這個世界愛你的機會。

深深愛你。

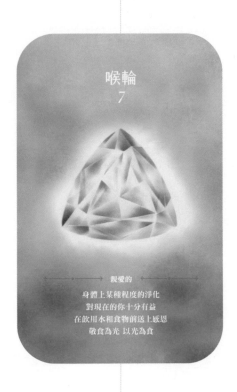

喉輪
7

親愛的
身體上某種程度的淨化
對現在的你十分有益
在飲用水和食物前送上感恩
敬食為光 以光為食

親愛的：

身體上某種程度的淨化
對現在的你十分有益
在飲用水和食物前送上感恩
敬食為光 以光為食

親愛的，
請將雙手與注意力溫柔的集中在你的喉輪之上，
冥想一顆充滿力量的淡藍色寶石，
進入到你的喉輪。

接下來，
透過七次緩慢且悠長的深呼吸，
感覺這顆神聖的、最具有表達與創造力的淡藍色寶石，
在你的喉輪之中，放大光芒，
並逐步驅散所有喉輪中的黑暗。

現在，請念出下面引導語句，
感覺這顆神聖力量的淡藍色寶石，
與你的喉輪共生共榮。

我是＿＿＿＿我是＿＿＿＿我是＿＿＿＿

我清楚的感受到，
現在是我身體淨化的最好時刻。

我將焦點放入我的身體之中，
我感覺到我身體正在運行；
我感覺到我的身體需要健康的食物，
以及充滿光和愛的水源。

我採取對身體有益的方式飲食。

我在喝下每一口水之前，
深深的感恩我的水。

我在吃下每一口食物之前，
深深的感恩我的食物。

這些水與食物，
將會在我體內以最高最好的方式作用，
協助我淨化並提升生命原力，
給予我最好的生命根基。

感恩這一生中，
所有滋養我的水與食物。

感恩！感恩！感恩！

親愛的：
我們試試看一個身體淨化的好方法。

今天起，
在你喝下每一口水的時候
在心中感謝它、期待它。

並想像它在被你飲下後，
將溫柔的洗淨你的身心，
帶走你不需要的所有身心雜質。

水的療癒效果眾所皆知、歷歷可考。

飲下水，如同飲下愛與光。

水的神奇效果在注入你個人祈願或意念後會益發強大，
你一定能親身感受它的美好。

慢慢的，你一定能有感的驚喜發現，
對自身的感受慢慢開始不同了。

對於食物也是一樣的。

很神奇的是，
我們如何看待食物和水，
它們便如何的在我們生命體內發生作用。

任何日常不過的事情，
添上一些些美好的意識，
常常能創造出驚豔自己的結果！

願溫柔洗淨身心。

很愛你。

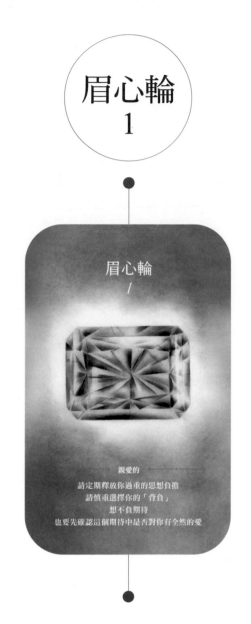

眉心輪
1

親愛的
請定期釋放你過重的思想負擔
請慎重選擇你的「背負」
想不負期待
也要先確認這個期待中是否對你有全然的愛

親愛的：

請定期釋放你過重的思想負擔
請慎重選擇你的「背負」
想不負期待
也要先確認這個期待中是否對你有全然的愛

親愛的，
請將雙手與注意力溫柔的集中在你的眉心輪之上，
冥想一顆充滿力量的靛藍色寶石，
進入到你的眉心輪。

接下來，
透過七次緩慢且悠長的深呼吸，
感覺這顆最具有神聖意識與洞察力的靛藍色寶石，
在你的眉心輪之中，放大光芒，
並逐步驅散所有眉心輪中的黑暗。

現在，請念出下面引導語句，
感覺這顆神聖力量的靛藍色寶石，
與你的眉心輪共生共榮。

———❧———

我是_____我是_____我是_____

現在，
我釋放我頭腦之中過重的思想負擔。

所有帶給我沉重，
以及過度的思想能量與信念架構。

我在此深深釋放。

同時，我選擇我的背負。
我能輕易的識別，所有不在愛中的期待。

從此，
我只對愛負責、我只對愛負責、我只對愛負責。

感恩！感恩！感恩！

親愛的：
要不負期待，
也要先確定這個期待中對你有全然的愛！

想要滿足家人期待考取公職，
便要先確定家人正確的理解你的性情志向，
並了解現代公職系統符合你的所需。

想要重新得到長官上司的肯定，
便要先理解長官上司的做人做事理念，
是你值得並且願意跟隨的。

想要成為一個滿足伴侶的愛人，
便要先理解你的伴侶對你沒有錯誤的想像，
並且願意如你一般接納對方所是的樣子。

你可以扛，
天下有太多值得我們背負的甜蜜。

但要扛，
也請正確的扛。

要滿足，
也請滿足那些對你帶著全然的愛的，
期待和邀請。

人生只有一回，
我們能經營自己，
但絕然填不了那些以愛為名的無底洞。

很愛你。

眉心輪
2

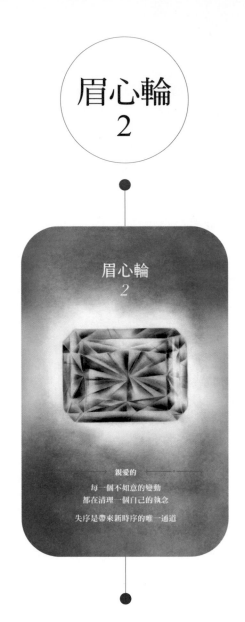

眉心輪
2

親愛的

每一個不如意的變動
都在清理一個自己的執念

失序是帶來新時序的唯一通道

親愛的：

每一個不如意的變動
都在清理一個自己的執念

失序是帶來新時序的唯一通道

親愛的，
請將雙手與注意力溫柔的集中在你的眉心輪之上，
冥想一顆充滿力量的靛藍色寶石，
進入到你的眉心輪。

接下來，
透過七次緩慢且悠長的深呼吸，
感覺這顆最具有神聖意識與洞察力的靛藍色寶石，
在你的眉心輪之中，放大光芒，
並逐步驅散所有眉心輪中的黑暗。

現在，請念出下面引導語句，
感覺這顆神聖力量的靛藍色寶石，
與你的眉心輪共生共榮。

———～———

我是＿＿＿＿＿我是＿＿＿＿＿我是＿＿＿＿＿

現在，
我將重新更換自己看待不如意的舊有模式。
我清楚地知道，每個不如意的變動，
都在清理一個自己的沉重與執著。

我感受到，不如意是一陣生命清涼的微風，
清掃著我過於僵硬的能量，
使我輕鬆，使我飛揚，
同時，我相信失去秩序是有益的發生。

每個失序，都將為我的人生帶來更舒心的新秩序。
我在所有變動中，滿心期待明天的到來。
感恩生命予我之愛。

感恩！感恩！感恩！

親愛的：
在荒頹中，我們方能再次睜眼；
在灰燼中，我們方能重燃希望。

即便經歷這些變化，
難免偶爾讓我們感到不適和疼痛。

但失序是好的，
它能打壞我們越來越不注意的日常，
透過反省和審視，
重新意識到被自己忽略的狀態，
重新矯整、導正，
然後慢慢建立一個更良好的秩序。

天梯要一層一層的慢慢攀爬，
心也要一次一次的更新與練習。

直到我們足夠優秀，
直到我們能大方擁有。

願，不擔心，
很愛你，親愛的你。

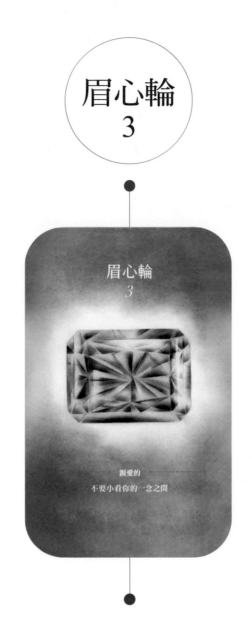

眉心輪
3

親愛的：

不要小看你的一念之間

親愛的，
請將雙手與注意力溫柔的集中在你的眉心輪之上，
冥想一顆充滿力量的靛藍色寶石，
進入到你的眉心輪。

接下來，
透過七次緩慢且悠長的深呼吸，
感覺這顆最具有神聖意識與洞察力的靛藍色寶石，
在你的眉心輪之中，放大光芒，
並逐步驅散所有眉心輪中的黑暗。

現在，請念出下面引導語句，
感覺這顆神聖力量的靛藍色寶石，
與你的眉心輪共生共榮。

———————～❧———————

我是＿＿＿＿＿我是＿＿＿＿＿＿我是＿＿＿＿＿

我將思想焦點放在我的兩眉之間，
放在我的眉心輪之中。

我明白，我的心念是宇宙最高的禮物。

宇宙以最高的支持，成就我的意念。

所以，我更加重視我的一念之間，
現在起，我將更善護我的每一個念頭。

我的每一個念頭，都是一切成真的開始。
我善護我的一念之間、我善護我的一念之間、
我善護我的一念之間。

感恩！感恩！感恩！

親愛的：
你千萬不要小看你的一念之間。

一念之間，
我們便將自己關進地牢，
並在身上烙下深深的鎖鏈和限制。

一念之間，
我們也能立即片刻新生，
即刻擁有自由。

所有外在現實的實相，
最剛開始，
都是由一念之間生出來的。

善護心念，
是對未來最好的賜福之一。

你的一念之間，
將引導你覺受通往的方向，
它將成為信念。

而信念，
終將成為現實的模樣。

重新思考，
現在你的一念之間，
大多將通往恐懼，
還是通往愛。

永遠不要小看你的偉大，
愛從未停止流向你。

我愛你。

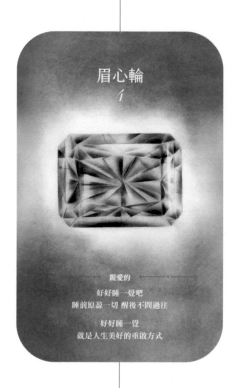

眉心輪
4

親愛的

好好睡一覺吧
睡前原諒一切 醒後不問過往

好好睡一覺
就是人生美好的重啟方式

親愛的：

好好睡一覺吧
睡前原諒一切 醒後不問過往

好好睡一覺
就是人生美好的重啟方式

親愛的，
請將雙手與注意力溫柔的集中在你的眉心輪之上，
冥想一顆充滿力量的靛藍色寶石，
進入到你的眉心輪。

接下來，
透過七次緩慢且悠長的深呼吸，
感覺這顆最具有神聖意識與洞察力的靛藍色寶石，
在你的眉心輪之中，放大光芒，
並逐步驅散所有眉心輪中的黑暗。

現在，請念出下面引導語句，
感覺這顆神聖力量的靛藍色寶石，
與你的眉心輪共生共榮。

———❧———

我是＿＿＿＿＿我是＿＿＿＿＿我是＿＿＿＿＿

我將與神聖的睡眠模式共工，
我邀請我神聖的潛意識與我共工。

在每一天睡前，
我都將今天未完成的一切，
交給明天更高、更好的能量。

在每一天睡前，
我都將內心的渴望與理想，
託付給我的潛意識，
透過神奇的力量運作與顯化。

每一天張開眼睛，都是嶄新的一天，
都是至高無上的推進。

感恩！感恩！感恩！

親愛的：
偷偷告訴你一個大祕密，
充足和良好的睡眠是神聖的。

除了生理上的充分補給，
在心靈層面上，
睡眠能更有效的協助你實踐內心渴望。

讓更深層的意識，
在你安心入眠後啟動，
讓它仁慈並有效的協助你通達理想。

不妨嘗試看看，
今天起，在睡覺之前，
想想讓你擔憂的事件和狀態，
並真誠的相信並告知你的內在，
"我相信一切都會被巧妙的安排並完美解決"，
然後輕輕的告訴自己，
此時此刻，你已經是完美的。

慢慢安心睡去。

然後每天張開眼睛的瞬間，
都是一場倍受祝福的新生。

連續嘗試一陣子，
看看身邊發生的巧妙變化。

願你的理想，
一樣一樣如期而至。

願你的睡眠，
一夜一夜送走憂愁。

很愛你。

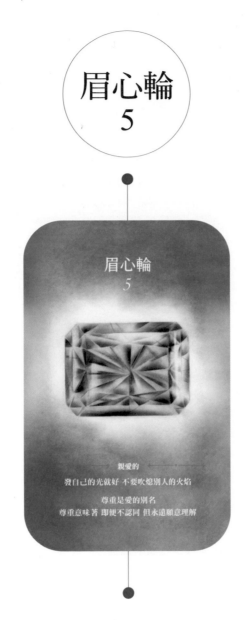

眉心輪
5

親愛的 ————
發自己的光就好 不要吹熄別人的火焰

尊重是愛的別名
尊重意味著 即便不認同 但永遠願意理解

親愛的：

發自己的光就好 不要吹熄別人的火焰

尊重是愛的別名
尊重意味著 即便不認同 但永遠願意理解

親愛的，
請將雙手與注意力溫柔的集中在你的眉心輪之上，
冥想一顆充滿力量的靛藍色寶石，
進入到你的眉心輪。

接下來，
透過七次緩慢且悠長的深呼吸，
感覺這顆最具有神聖意識與洞察力的靛藍色寶石，
在你的眉心輪之中，放大光芒，
並逐步驅散所有眉心輪中的黑暗。

現在，請念出下面引導語句，
感覺這顆神聖力量的靛藍色寶石，
與你的眉心輪共生共榮。

———～———

我是＿＿＿＿　我是＿＿＿＿　我是＿＿＿＿

我用心的發自己的光，
也在這卓越自我的過程之中，
同時學習，不吹熄他人的火焰。

在我成長的過程，
我更深的體驗和學習到，
愛是深深的尊重與敞開。

現在，我放下我的防衛心和分別心。

我願意與這世間，
所有我認同，和正在學習認同中的一切，
共生共榮、互相映照、彼此榮耀。

感恩！感恩！感恩！

親愛的：
尊重所有你不能接受的存在，
是消弭紛爭最迅速的途徑。

這並不是要求你妥協，
或是強制去限制美好的你。

相反的，它希望你能大開門與窗，
融入更多的生命風景。

關於尊重，
有次在上奧修課程時，
突然從心發出了一個守門人好喜歡的解釋，
願與每一個你共享。

有一種尊重，
是我不能認同你，
但我願意嘗試理解你。

和那些與你不同之人，
透過理解和包容，
慢慢串聯與牽起手來。

而當你能開始嘗試理解，
"寬恕"便隨之發生了。

寬恕是提升自我頻率的一個古老方法，
讓你可以去除某些老舊能量，
不再讓這些停止更新的能量使你枯竭，
並阻擋生命流進你真正所需的一切力量。

帶著善意的理解一切吧！

這段時間，
很可能你正在練習對他人寬恕的議題，
例如你的父母、原生家庭、感情對象、朋友、人際關係等等，這是一個很美的練習。

因為，我們都乘坐同一條船呀！
你願意擁抱的同時，
你便同時被捧在懷裡緊緊的抱住了。

很愛你。

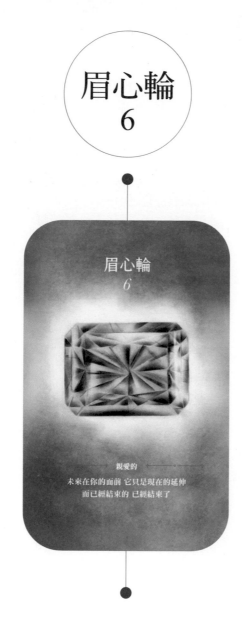

眉心輪
6

眉心輪
6

親愛的
未來在你的面前 它只是現在的延伸
而已經結束的 已經結束了

親愛的：

未來在你的面前 它只是現在的延伸
而已經結束的 已經結束了

親愛的，
請將雙手與注意力溫柔的集中在你的眉心輪之上，
冥想一顆充滿力量的靛藍色寶石，
進入到你的眉心輪。

接下來，
透過七次緩慢且悠長的深呼吸，
感覺這顆最具有神聖意識與洞察力的靛藍色寶石，
在你的眉心輪之中，放大光芒，
並逐步驅散所有眉心輪中的黑暗。

現在，請念出下面引導語句，
感覺這顆神聖力量的靛藍色寶石，
與你的眉心輪共生共榮。

———～～———

我是_____我是_____我是_____

我清楚地知道，
過去的每一天，
已經結束了。

上一秒，
已經結束了。

所有已經結束的，
已經結束了。

而未來，
是我現在的延伸。

現在，
我不再回望過去，

也不試圖預測未來。

我用心的經營我的每一天，
專注在我的每一個片刻中，

我以每一個當下的灼灼生輝，
照亮未來的美好可期。

感恩！感恩！感恩！

親愛的：
每一個昨天，
都已經成了來時路了。

每一個過去，
都已經無法更改了。

那些極歡、極悲、極愛、極傷，
都已經在過往完成了。

每一個來時路都是珍貴的烙印，
一點一點的滋養著我們的內在水晶，
讓我們更具清楚的意志與經驗，
走向明天。

親愛的，
未來尚可改變，
未來也永遠可期。

世上總還是有種種的好，
一起探險、一起拔高、一起觸及。

感恩來路、期盼每一個明天。

願我們日日輕觸生命的好。

我愛你。

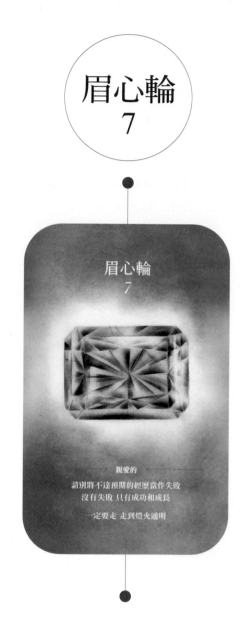

眉心輪
7

親愛的：

請別將不達預期的經歷當作失敗
沒有失敗 只有成功和成長

一定要走 走到燈火通明

親愛的，
請將雙手與注意力溫柔的集中在你的眉心輪之上，
冥想一顆充滿力量的靛藍色寶石，
進入到你的眉心輪。

接下來，
透過七次緩慢且悠長的深呼吸，
感覺這顆最具有神聖意識與洞察力的靛藍色寶石，
在你的眉心輪之中，放大光芒，
並逐步驅散所有眉心輪中的黑暗。

現在，請念出下面引導語句，
感覺這顆神聖力量的靛藍色寶石，
與你的眉心輪共生共榮。

———〜———

我是＿＿＿＿我是＿＿＿＿我是＿＿＿＿

現在，
我重新設置，
在我意識之中，
對於失敗的看法與認知。

我認同，
每個進展都是神聖無比的，
所有發生即合理且必要。

這個世界，
不存在失敗。

我釋放我對於失敗的內在恐懼。
我釋放我對於失敗的靈魂牢籠。

我將以下的信念，
深深置入我的意識之中。

沒有失敗，
只有成功與成長。

沒有失敗，
只有成功與成長。

沒有失敗，
只有成功與成長。

我感受到自己的步伐輕盈。

在尚不達預期的地方，
我將慢慢成長，
直到走到燈火通明。

感恩！感恩！感恩！

親愛的：
想和你分享，
我們充滿神性智慧的光課帶領者——Iavila 老師
說了這麼一段話：
　"請別將不達預期的經歷當作失敗，
沒有失敗，只有成功和成長。"

聽到這句話時，
我正好在筆記上寫下：
　"沒關係！放開手！
讓每一個雖敗都英勇的猶榮！"

那一瞬間，
感覺滿滿的粉紅金粉炸開撒下，
而我身處其中，快活不已。

所以親愛的，你一定要走，
帶著這種信念，快活的走。
我們會發生一些不如預期、
我們會產生一些落敗的感受，
會的，親愛的，我們都會的。

當關於失敗與不配的茶毒情緒發生，
請察覺，
原諒與理解這些"不如預期"，
讓負擔轉換為成長。
優雅的鬆開手，
偶爾不如預期，
但你的生命與存在永不曾被否定。

你多珍貴！
一定要走，走到燈火通明。

真的好愛好愛，
並深深的禮敬你。

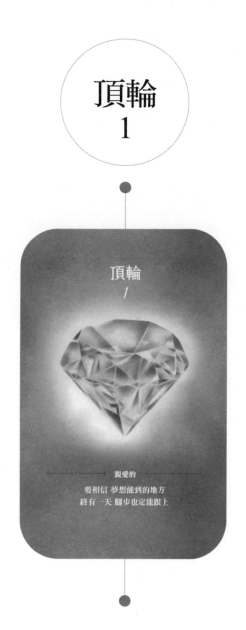

親愛的：

要相信 夢想能到的地方
終有一天 腳步也定能跟上

親愛的，
請將雙手與注意力溫柔的集中在你的頂輪之上，
冥想一顆充滿力量的紫色寶石，
進入到你的頂輪。

接下來，
透過七次緩慢且悠長的深呼吸，
感覺這顆最具有神聖精神與最高智慧的紫色寶石，
在你的頂輪之中，放大光芒，
並逐步驅散所有頂輪中的黑暗。

現在，請念出下面引導語句，
感覺這顆神聖力量的紫色寶石，
與你的頂輪共生共榮。

———— ✵ ————

我是_____我是_____我是_____

我的夢想，永遠凌駕於所有條件之上。

我的夢想永不熄滅，
無論我的歲數、經歷、
以及任何外在條件，正處於甚麼樣的階段。

我將我心中的理想與夢想，放大一千倍。
現在開始，我慢慢朝著我的夢想前進。

一天一點，直到跨進理想之境，
我讓夢想引導我的人生，並讓腳步跟隨夢想。

我的心火永不熄滅。

感恩！感恩！感恩！

親愛的：
就是現在，
沒有再等等或再想想。
伸出雙手，現在跳下去！

投身到你理想的實踐裡頭去！
不要再有一點點耽擱，
生命如此短暫珍貴，
我們已經用太多藉口來耽誤太久了。

若你想要舒適美好的生活環境，
那我們便把袖子挽起來，
開始你的掃除收納與佈置。

若你想要提升實力來建立工作成就，
那我們便把記事本拿出來，
規劃好短中長期的精進和學習計畫。

我們不心急，
因為沒有一種改變能夠一觸即成。
當你有機會發現自己的不足，
不要害怕也不要感到恐懼和自卑。

因為好的蛻變往往來自於自我反省之後。

要相信，
理想能到達的地方，
有一天腳步也能到達。

願你盡情奔跑，
直到跨進理想之境。

我愛你。

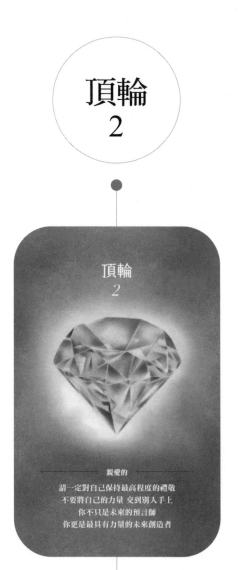

頂輪
2

親愛的

請一定對自己保持最高程度的禮敬
不要將自己的力量 交到別人手上
你不只是未來的預言師
你更是最具有力量的未來創造者

親愛的：

請一定對自己保持最高程度的禮敬
不要將自己的力量 交到別人手上
你不只是未來的預言師
你更是具有力量的未來創造者

親愛的，
請將雙手與注意力溫柔的集中在你的頂輪之上，
冥想一顆充滿力量的紫色寶石，
進入到你的頂輪。

接下來，
透過七次緩慢且悠長的深呼吸，
感覺這顆最具有神聖精神與最高智慧的紫色寶石，
在你的頂輪之中，放大光芒，
並逐步驅散所有頂輪中的黑暗。

現在，請念出下面引導語句，
感覺這顆神聖力量的紫色寶石，
與你的頂輪共生共榮。

———❧———

我是_____我是_____我是_____

現在我想對自己說，

我深深的禮敬你，
請接受我最高的禮敬。

我們是最具有力量的，
我是力量的中心點。

我將所有因交於外在主宰而失去的力量，
收回到自身，
並從中建立我自己。

無論暴雨狂風，
絲毫不能移動我半分。
感恩！感恩！感恩！

親愛的：
你從未被剝奪，
你從不是籠中的猛獸。

若你正深感無力，
請讓我邀請你，閉起眼睛。
想像自己成為披著羊皮的雄獅，
正在河邊靜靜的喝水，
突然，你看到水面中映出的自己，
你從未真正的仔細正視自己。

一瞬間，整個世界嘎然停止了。
雪花停下了、
風停下了、
所有的進行都停下了。

你突然明白了，
自己擁有比起過往認知，
更加超群的力量與權威。

那一瞬間，所有的一切都打開了。

你轉過身，
面對整片大地，
慢慢的，挺起胸、抬起頭，
感覺有股強烈不可擋的力量在體內被喚醒。

最後，
你抬起右手掌，
深深的擊在大地之上，
發出生平的第一聲巨大獅吼！

想像所有屬於你的力量，
全部回到你的胸口集中，
並拉出巨大的光芒。

整片大地與蒼穹被你重重的撼動。
萬千生命攜手，
向你所在的方向禮敬，
禮敬又一個生命，成為了自己。
你是你，
你從來就是自己的。

親愛的，
所有的路途都深深的支持你，
成為你自己，
盡情去創造屬於你的未來，
不被所有預測出的未來所捆綁。

對自己保持最高程度的敬重，
不要將自己的力量交到別人手裡。

相信你的決策，
也相信你一定能為自己的決定付起全然的責任。

沒錯！親愛的，
你有足夠的力量和智慧，
去面對和處理任何你在面對的事情。

往前走，
隻身，但像是帶著千軍萬馬！

請讓我再次禮敬，
我們美好的生命進程。

深愛你。

頂輪
3

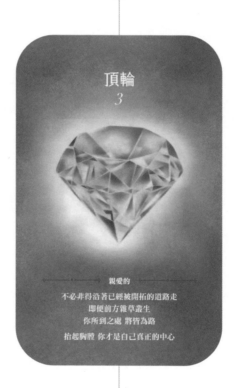

親愛的
———— · · · ————
不必非得沿著已經被開拓的道路走
即便前方雜草叢生
你所到之處 將皆為路

抬起胸膛 你才是自己真正的中心

親愛的：

不必非得沿著已經被開拓的道路走
即便前方雜草叢生
你所到之處 將皆為路

抬起胸膛 你才是自己真正的中心

親愛的，
請將雙手與注意力溫柔的集中在你的頂輪之上，
冥想一顆充滿力量的紫色寶石，
進入到你的頂輪。

接下來，
透過七次緩慢且悠長的深呼吸，
感覺這顆最具有神聖精神與最高智慧的紫色寶石，
在你的頂輪之中，放大光芒，
並逐步驅散所有頂輪中的黑暗。

現在，請念出下面引導語句，
感覺這顆神聖力量的紫色寶石，
與你的頂輪共生共榮。

———～———

我是＿＿＿＿　我是＿＿＿＿　我是＿＿＿＿

我是生命的勇者。
現在，我招喚所有由我過往經歷，
結晶而成的智慧，以及由我諸多自我共聚而成的智慧，
全部集中到我的頂輪。

我感覺，我的頂輪有股強烈的清澈力量，
對外放出璀璨白光。
為我照亮前方的路途。
我永遠能憑著自己的意願與心智，
選擇前方的路途。

我手提著真理與智慧的火燭。
即便前方雜草叢生，我所到的地方，
皆是我的康莊大道。

感恩！感恩！感恩！

親愛的：
你都堅持到現在了，
是時候從根本做出改變了。

不要再等待光線了，
不用等待救援和幫助，
不用再等待指引和引導，
不用再只走別人走過的路了。

你的內心開始聚攏光源。

你的經歷已經使你開始不同了，
你已經擁有更高的分數和底氣了。

現在，
從你的頭腦裡頭投射出光，
照亮前面的路，引導自己往前去。

親愛的，
堅持你心之所向，
即使從未有過前例，你也不用害怕，
因為你所到之處都是路！

你將有無限的可能，
也有無盡的內在智慧。

你就是那個探險家，那個神祕學家，
那個傾聽內心並跟隨自己的古老智者。

深深禮敬。

我愛你。

頂輪
4

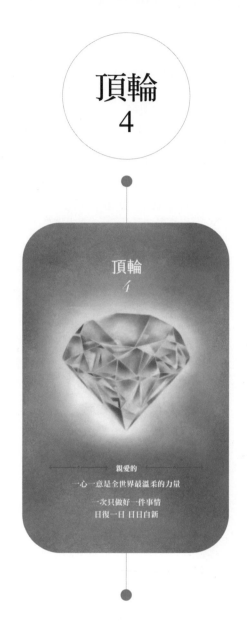

親愛的

一心一意是全世界最溫柔的力量

一次只做好一件事情
日復一日 日日自新

親愛的：

一心一意是全世界最溫柔的力量

一次只做好一件事情
日復一日 日日自新

親愛的，
請將雙手與注意力溫柔的集中在你的頂輪之上，
冥想一顆充滿力量的紫色寶石，
進入到你的頂輪。

接下來，
透過七次緩慢且悠長的深呼吸，
感覺這顆最具有神聖精神與最高智慧的紫色寶石，
在你的頂輪之中，放大光芒，
並逐步驅散所有頂輪中的黑暗。

現在，請念出下面引導語句，
感覺這顆神聖力量的紫色寶石，
與你的頂輪共生共榮。

我是_____我是_____我是_____

現在，
我重整我生命中的優先順序。

我將所有繁雜的思考以及外來的事物，
重新停放並且重整。

我將重新建立秩序，

我為我的生命帶來優秀的進展品質，
一次只做好一件事情。

一次一步，
步步生蓮。

感恩！感恩！感恩！

親愛的：
你是不是有好多待辦事件呢？
是不是有好多問題累積在手邊等待被處理呢？

若你因此累積感到無力、憂慮和煩躁。
親愛的，請讓我邀請你，
讓一切按下暫停鍵；
在這個片刻，專注於你的中心，
為自己泡杯茶，深深的關注在呼吸之中。

傳說中，
茶樹是達摩祖師的眼皮幻化而來，
當你有意識的喝下茶。
有個很深的祝福將從你的體內發出來。

"醒過來！"
從繁忙之中，醒過來！
從壓抑情緒之中，醒過來！
從被帶走的自我時序之中，醒過來！

不要帶著對自己的斥責，
看待眼前堆積如山的壓力來源。

我們勾勾手一起練習——"一次只做好一件事情"，
純粹的去擷取你自己，去完整、去無悔。

我們只有一顆心，只能創造一個全心全意！
現在，請謹慎安排好你的時間與精力配置，
將可貴的肥料專注的澆灌在你最重要的花朵上。
一心一意的珍惜與看護，直到你親眼看到花開燦爛。

再小的進度，都是回到正向推進的開始。

深深禮敬。

我愛你。

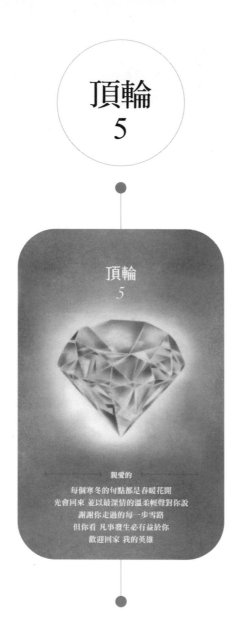

頂輪
5

親愛的

每個寒冬的句點都是春暖花開
光會回來 並以最深情的溫柔輕聲對你說
謝謝你走過的每一步雪路
但你看 凡事發生必有益於你
歡迎回家 我的英雄

親愛的：

每個寒冬的句點都是春暖花開
光會回來 並以最深情的溫柔輕聲對你說
謝謝你走過的每一步雪路
但你看 凡事發生必有益於你
歡迎回家 我的英雄

親愛的，
請將雙手與注意力溫柔的集中在你的頂輪之上，
冥想一顆充滿力量的紫色寶石，
進入到你的頂輪。

接下來，
透過七次緩慢且悠長的深呼吸，
感覺這顆最具有神聖精神與最高智慧的紫色寶石，
在你的頂輪之中，放大光芒，
並逐步驅散所有頂輪中的黑暗。

現在，請念出下面引導語句，
感覺這顆神聖力量的紫色寶石，
與你的頂輪共生共榮。

———〜———

我是_____我是_____我是_____

我在最深的黑夜，
看見曙光。

我在最難熬的堅持中，
看見成功。

我相信生命驚人的韌性，
我永遠保持住對自己的愛護。

我以最高的生命力量歷經挑戰，
完成一場又一場的英雄之旅。

我深信所有發生必有益於我，
必滋養我通往生命榮耀。
感恩！感恩！感恩！

給親愛的你一封情書

親愛的：
一月的大雪漫漫，
會在三月迎來生機勃勃。

七月的大雨滂沱，
會在九月迎來涼爽舒緩。

你現在的灰濛，
也將在不久之後迎來太陽。
日照大地、
光返眼眸。

請相信，
一定沒有無用的經歷。

生命的一切都值得被好好致敬。
快樂值得，憂傷也值得、
突破值得，困頓也值得、
躍升值得，下墜也值得。

畢竟來這一趟，
總是要試試所有的我能、和我可能，
不然有些太可惜了。

不怕，
光會回來。

一定記得，
每個發生必有益於你。

深深禮敬。

我愛你。

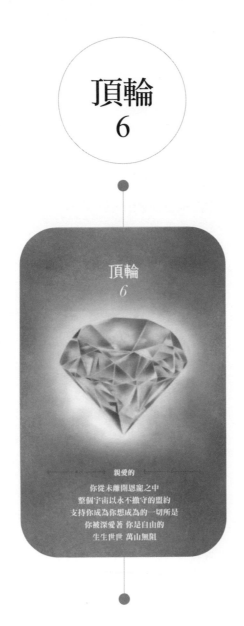

頂輪
6

親愛的

你從未離開恩寵之中
整個宇宙以永不撤守的盟約
支持你成為你想成為的一切所是
你被深愛著 你是自由的
生生世世 萬山無阻

親愛的：

你從未離開恩寵之中
整個宇宙以永不撤守的盟約
支持你成為你想成為的一切所是
你被深愛著 你是自由的
生生世世 萬山無阻

親愛的，
請將雙手與注意力溫柔的集中在你的頂輪之上，
冥想一顆充滿力量的紫色寶石，
進入到你的頂輪。

接下來，
透過七次緩慢且悠長的深呼吸，
感覺這顆最具有神聖精神與最高智慧的紫色寶石，
在你的頂輪之中，放大光芒，
並逐步驅散所有頂輪中的黑暗。

現在，請念出下面引導語句，
感覺這顆神聖力量的紫色寶石，
與你的頂輪共生共榮。

我是_____我是_____我是_____

我深深的感恩，至今在我生命中發生的所有恩寵。
每當我閉起眼睛，我能感受整個宇宙，
在以最高的愛支持我。

整個宇宙給與我最大的禮物，就是自由。
因此，我能活在自由的時代，我能自由的選擇，
我能自由的成為任何我想成為的。

我相信，所有我能感覺到的，
以及感覺不到的地方，從不間斷，蒙受恩典。
我永遠被宇宙深愛著。

永遠！永遠！

感恩！感恩！感恩！

親愛的：
發現了嗎？
你一直被整個世界溫柔地愛著。

你是否嘗試過好好細數，
此生曾降臨在你身上的幸運呢？

我們常常不經意的，
放大發生在身上的不幸與考驗，

一不小心就在苦楚與艱難中，
忘記了幸福的存在。

即便生活不易，偶歷大雪。
我們擁有遮蔽風雨夜露的住所、
我們擁有足以飽食的三餐、
我們擁有支持自己的身體、
我們擁有每一個今天、
我們擁有選擇、
我們擁有自由。

恩典與恩寵，
從未離開過你。

從古至今，
從未間斷過臨降於你。

只要你發現，
你便能無限的擴大它。

願美好的你，
在無限的恩典之中。

快樂的活出最高最好的此生。

我愛你。

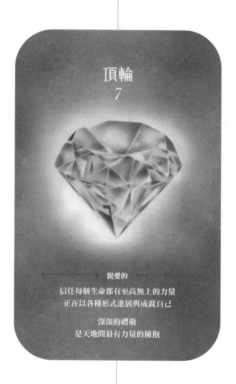

親愛的：

信任每個生命都有至高無上的力量
正在以各種形式進展與成就自己

深深的禮敬
是天地間最有力量的擁抱

親愛的，
請將雙手與注意力溫柔的集中在你的頂輪之上，
冥想一顆充滿力量的紫色寶石，
進入到你的頂輪。

接下來，
透過七次緩慢且悠長的深呼吸，
感覺這顆最具有神聖精神與最高智慧的紫色寶石，
在你的頂輪之中，放大光芒，
並逐步驅散所有頂輪中的黑暗。

現在，請念出下面引導語句，
感覺這顆神聖力量的紫色寶石，
與你的頂輪共生共榮。

———～～———

我是_____我是_____我是_____

我深深的禮敬天地，
我深深的禮敬宇宙，
我深深的禮敬我所在的世界，
我深深的禮敬所有的人，
我深深的禮敬我的諸多自我。

我以最高的禮敬和信任，
對待每個人，
每件事、
每一個發生，
以及擁抱整個天地。

並接受整個天地，
以及所有靈魂，
對我的禮敬與深愛。

在深深的禮敬之中，
我們拓展、
我們實踐、
我們自由。

禮敬，
是最高最高的幸福與深愛。

感恩！感恩！感恩！

親愛的：
來！把你的手交給我。
我們，放自己一馬吧！

你已經扛下了太多，
也許是家庭、也許是社會，
給了你過度的要求和期盼。

身為父母，
你被教導必須為子女前途負責；
身為長子長女，
你被教導必須為家庭和弟妹負責；
身為優秀的存在，
你被教導必須為大家的期待負責；
身為他人的伴侶，
你被教導必須為另一半的人生負責。

親愛的，
這並不是說負起責任是不好的，
適當的負責，是可愛的螺絲釘，
在保全自己的前提之下，
完成更大的幸福關係藍圖。

但過度的負責，就是對兩端的磨損了。
讓對方的功課，
適當的歸還與對方。

很多時候，
尊重和祝福，
才是對於責任二字的真正解藥。

守門人曾經上過一門印度教派的心靈課程，
我們的課程引導師在初次見面時，
向我雙手合十，
緩緩鞠躬，
說了一聲：

"Namaste"

當時不知為何，
我竟站在門口嚎啕大哭了起來。

後來才知道，
"Namaste"
除了是印度語中問好。

在身心靈層面，
它還隱含了一個好美好美的用意。

當一個人深深的向你鞠躬，
說出 "Namaste"

他也很可能是在對你說：
"你好，請讓我向你以及你的靈魂，
致上我最真摯的禮敬，很開心見到你。"

無論從心理或者心靈層面，
被禮敬，
或者被全然的相信。

都是一場最極致的療癒，
和最無上的力量。

願親愛的你，
永能被深深禮敬。

也同時，
深深禮敬和信任每一個靈魂都正在他們的最高進展中。
"Namaste"

我愛你。

療心卡使用方式

抽卡程序

- 1 -

將雙手放在療心卡上

- 2 -

三次深呼吸靜心，將意識專注在心輪中

- 3 -

在心中想抽卡的問題三次（後續附上對應牌陣）

- 4 -

以自己喜歡的方式自在洗牌

- 5 -

左手抽出對應牌陣

- 6 -

將卡片上的文字幻化成能量寶石，
送到對應的脈輪中，
置入祝福與療癒力量。

無論你的外在為何
我們都有屬於自己的
心靈內在角色們

連結每個角色正向與有益特質
補給與協助需要的力量

讓生命完整感與和諧感放大

—

內在角色祝福卡

4 張副牌卡

內在四角色的
強大力量

本套副卡的涵義面向，可視為「內在角色的力量祝福」，生命是如此豐富與多層次疊加而成的精密設計，無論你的外在性別、角色、年齡為何，我們都有屬於自己的心靈內在角色們。

在本套副卡之中，我將其區分成內在男人（男神）、內在女人（女神）、內在智者（上師）、與內在小孩（小天使）四張牌卡，每一張都是你自己。

正視他們、尊愛他們、讓他們有機會在你的生命中顯化他們的最高力量，內在男人與內在女人彼此深愛、內在智者與內在小孩彼此相依有信，當我們願意與內在各面向的自己愉快共工，將能感受到一股深深的和諧之力。

內在四角色卡為輔助使用設計，當你在抽取 49 張主卡之時，同時抽取 1 張內在角色卡，透過連結每個角色正向與有益特質，補給與協助你現在正需要的力量，讓生命完整感與和諧感放大。

愛自己所是的每一個樣子，是終身浪漫的開始！

《一》：接受內在神聖角色為你帶來禮物

想像抽到的卡牌是你自我內在的神聖角色，
這個角色將指引卡上的文字化成力量寶石，
送給現在的自己，提供自我力量。
（若以此用法，抽到的角色即為「神聖力量角色」）

如：內在男神／內在女神／內在上師／內在小天使，為你
帶來的祝福。

《二》：將愛送給你的內在人格角色

想像天地宇宙把指引卡上的文字化成力量寶石，
送給抽到的自我角色人格，提供自我力量。
（若以此用法，抽到的角色即為「自我人格角色」）

如：我想送給我的內在男神／內在女神／內在上師／內在
小天使的祝福。

主／副牌卡
基本介紹
———

※ 觀看影片時，建議
打開繁體中文字幕。

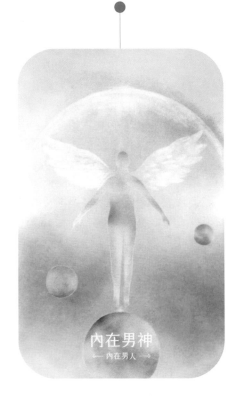

內在男神
（內在男人）

內在男神
←─ 內在男人 ─→

- ◆ 生命陽性力量
- ◆ 太陽之力
- ◆ 萬山穩定之力
- ◆ 積極主動勢能
- ◆ 理智思考取向
- ◆ 勇氣之源

- ◆ 目標明確
- ◆ 磐石不移的決心
- ◆ 心胸廣闊
- ◆ 開創力強
- ◆ 激勵人心的能力
- ◆ 領導本能，帶領大家共同成長

親愛的，請找一個舒適的地方，安定下來，
閉起眼睛，慢慢地給自己七個深深的吸吐，
在意識之中，一步一步的往內心走進去，
當七個呼吸結束後，你將到達內心中心所在，
這裡可能是一個由黑曜石打造而出的聖域或聖殿，
請保持放鬆與專注，在此召喚你的內在男人（男神）顯化與
到來。

請念誦下面的冥想祈禱文：

―――∾―――

我是_____我是_____我是_____

在此時此刻、在此時此刻、在此時此刻，
我召喚我的內在男人力量（或內在男神）顯化，
與我相會，與我共工。

感恩、感恩、感恩。
我愛你、我愛你、我愛你。

―――∾―――

接著，請親愛的你以「心流之眼」感受，
你的內在男人（或內在男神）以何種形象出現。
感受他的臉孔、外貌、著裝、脾性，
以及他身上的種種正向男人特質與力量。

並以意念與內在男人（或內在男神）深深擁抱，
感受他的存在與堅毅不移的守護，
並輕輕詢問他，
你將為我帶來怎麼樣的正向生命能量？

請寫下面的引導紀錄。

我的內在男人（或內在男神）有著
＿＿＿＿＿＿＿＿＿＿＿＿＿＿＿＿＿＿、＿＿＿＿＿＿＿＿＿＿＿＿
以及＿＿＿＿＿＿＿＿＿＿＿＿＿＿＿＿＿的外表。
（例如：我的內在男人有著帥氣的臉龐、深情剛毅的眼神以
及健壯的外表。）

我的內在男人（或內在男神）有著
＿＿＿＿＿＿＿＿＿＿＿＿＿＿＿＿＿＿、＿＿＿＿＿＿＿＿＿＿＿＿
以及＿＿＿＿＿＿＿＿＿＿＿＿＿＿＿＿＿的優秀特質。
（例如：我的內在男人有著令人安心依靠、英勇無畏以及穩
定支持力量的優秀特質。）

我的內在男人（或內在男神）將在每次出現與顯化時，
為我帶來甚麼樣的正向力量？
1. ＿＿＿＿＿＿＿＿＿＿＿＿＿＿＿＿＿＿＿＿＿＿＿＿＿＿＿＿＿＿
2. ＿＿＿＿＿＿＿＿＿＿＿＿＿＿＿＿＿＿＿＿＿＿＿＿＿＿＿＿＿＿
3. ＿＿＿＿＿＿＿＿＿＿＿＿＿＿＿＿＿＿＿＿＿＿＿＿＿＿＿＿＿＿
4. ＿＿＿＿＿＿＿＿＿＿＿＿＿＿＿＿＿＿＿＿＿＿＿＿＿＿＿＿＿＿
5. ＿＿＿＿＿＿＿＿＿＿＿＿＿＿＿＿＿＿＿＿＿＿＿＿＿＿＿＿＿＿
（例如：無比的自信心、不畏懼的力量、強大的保護力、安
定的能量、英雄征戰力……）

• 注意 •

每當你抽到角色卡為內在男人（或內在男神）時候，
他的正向力量將加乘放大你抽出的療癒卡能量，在內
化與吸收療癒卡內容時，請想像他是你抽出的療癒卡
賜福者，請帶著他的力量與祝福，和療癒卡的指引一
同服用。

內在女神

（內在女人）

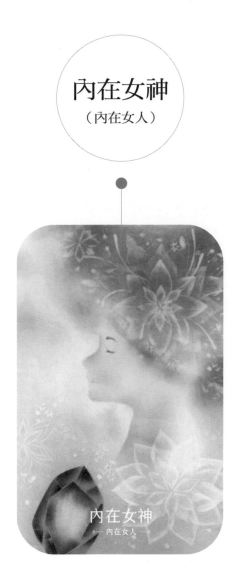

內在女神
←— 內在女人 —→

- ◆ 生命陰性力量
- ◆ 月亮引力
- ◆ 海納百川包容之力
- ◆ 神祕吸引力
- ◆ 神奇的轉化力量
- ◆ 自由性感與慈悲溫柔共具有

- ◆ 沉靜引導勢能
- ◆ 愛的思考取向
- ◆ 直覺天賦
- ◆ 寬恕與放鬆氛圍的能力
- ◆ 女神傳承—於世間之愛
- ◆ 無條件接納我們所是的所有樣子

親愛的，請找一個舒適的地方，安定下來，
閉起眼睛，慢慢地給自己七個深深的吸吐，
在意識之中，一步一步的往內心走進去，
當七個呼吸結束後，你將到達內心中心所在，
這裡可能是一個充滿粉紅色水晶的聖域或聖殿，
請保持放鬆與專注，在此召喚你的內在女人（或內在女神）
顯化與到來。

請念誦下面的冥想祈禱文：

———～———

我是_____我是_____我是_____

在此時此刻、在此時此刻、在此時此刻，
我召喚我的內在女人力量（或內在女神）顯化，
與我相會、與我共工。

感恩、感恩、感恩。
我愛你、我愛你、我愛你。

———～———

接著，請親愛的你以「心流之眼」感受，
你的內在女人（內在女神）以何種形象出現。
感受她的臉孔、外貌、著裝、脾性，
以及她身上的種種正向女人（或女神）特質與力量。
並以意念與內在女人（或內在女神）深深擁抱，
感受她的無邊無盡的愛與溫柔，
接納與擁抱每一個你所是的模樣。
並輕輕詢問她，
妳將為我帶來怎麼樣的正向生命能量？

請寫下面的引導紀錄。

我的內在女人（或內在女神）有著

_____、

以及_____的外表。

（例如：我的內在女人有著圓潤的臉頰、茂密的金髮以及健
康豐腴的外表。）

我的內在女人（或內在女神）有著

_____、

以及_____的優秀特質。

（例如：我的內在女人有著千變萬化、性感有神祕吸引力以
及轉化一切的優秀特質。）

我的內在女人（或內在女神）將在每次出現與顯化時，
為我帶來甚麼樣的正向力量？

1. _____

2. _____

3. _____

4. _____

5. _____

（例如：放鬆進行自我滋養、自由做自己、自由舞動、對
自己和世界無盡的愛、越活越美麗、越性感、越快樂的能
力……）

• 注意 •

每當你抽到角色卡為內在女人（或內在女神）時候，
她的正向力量將加乘放大你抽出的療癒卡能量，在內
化與吸收療癒卡內容時，請想像她是你抽出的療癒卡
賜福者，請帶著她的力量與祝福，和療癒卡的指引一
同服用。

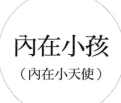

內在小孩
（內在小天使）

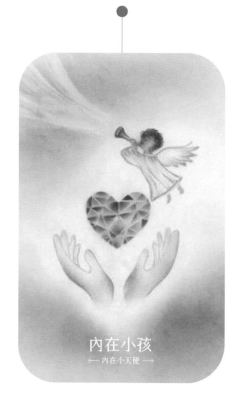

內在小孩
←── 內在小天使 ──→

- ◆ 生命探索力量
- ◆ 不受社會架構所框束
- ◆ 好奇本性
- ◆ 與陽光同在、同長
- ◆ 重視每一個當下
- ◆ 被甚麼灌溉便成為甚麼
- ◆ 「好玩」是最大驅動力

- ◆ 關愛他人、也渴望被關愛
- ◆ 降生為地球帶來源源不絕的愛
- ◆ 肯定與接納每一個人，也渴望被肯定與接納
- ◆ 每一個不曾快樂起舞的日子，都是對生命的辜負

親愛的，請找一個舒適的地方，安定下來，
閉起眼睛，慢慢地給自己七個深深的吸吐，
在意識之中，一步一步的往內心走進去，
當七個呼吸結束後，你將到達內心中心所在，
這裡可能是位於彩虹世界的聖域或聖殿，
請保持放鬆與專注，在此召喚你的內在小孩（或內在小天
使）顯化與到來。

請念誦下面的冥想祈禱文：

———～～———

我是＿＿＿＿＿我是＿＿＿＿＿我是＿＿＿＿＿

在此時此刻、此時此刻、在此時此刻，
我召喚我的內在小孩（或內在小天使）顯化，
與我相會、與我共工。

感恩、感恩、感恩。
我愛你、我愛你、我愛你。

———～～———

接著，請親愛的你以「心流之眼」感受，
你的內在小孩（或內在小天使）以何種形象出現。
感受他的臉孔、外貌、著裝、脾性，
以及他身上的種種內在小孩（或內在小天使）特質與力量。

並以意念與內在小孩（或內在小天使）深深擁抱和玩耍，
感受他的純粹之愛與無盡喜悅，
並輕輕詢問他，
你將為我帶來怎麼樣的正向生命能量？

請寫下面的引導紀錄。

我的內在小孩（或內在小天使）有著

_____、_____

以及_____的外表。

（例如：我的內在小孩有著好奇且靈活的眼、金色頭髮以及白皙的皮膚。）

我的內在小孩（或內在小天使）有著

_____、_____

以及_____的優秀特質。

（例如：我的內在小孩有著關愛他人、讓人感到快樂以及肯定自己與他人的特質。）

我的內在小孩（或內在小天使）將在每次出現與顯化時，為我帶來甚麼樣的正向力量？

1. _____
2. _____
3. _____
4. _____
5. _____

（例如：深愛自己也深愛別人、對世界充滿關愛、正向而肯定的能力……）

> ・注意・
>
> 每當你抽到角色卡為內在小孩（或內在小天使）時候，他的正向力量將加乘放大你抽出的療癒卡能量，在內化與吸收療癒卡內容時，請想像他是你抽出的療癒卡賜福者，請帶著他的力量與祝福，和療癒卡的指引一同服用。

內在智者

（內在上師）

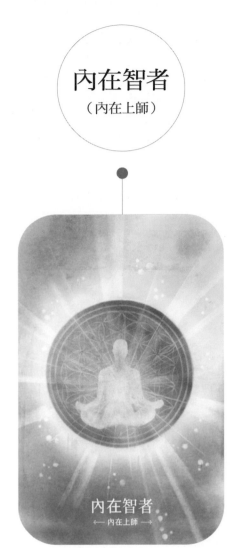

內在智者
← 內在上師 →

◆ 生命圓滿智慧
◆ 從容之態
◆ 飽含生命經驗
◆ 慈悲心識
◆ 大愛／與世同升意念
◆ 指引你成為自己的大師

◆ 與天地能量共融
◆ 深知生命沒有成敗好壞，只有經歷
◆ 對每一個階段共情與理解
◆ 寧靜而開心
◆ 和諧與喜樂
◆ 為他人帶來啟發與浩瀚視角

親愛的，請找一個舒適的地方，安定下來，
閉起眼睛，慢慢地給自己七個深深的吸吐，
在意識之中，一步一步的往內心走進去，
當七個呼吸結束後，你將到達內心中心所在，
這裡可能是寂靜雪山之上的聖域或聖殿，
請保持放鬆與專注，在此召喚你的內在智者（或內在上師）
顯化與到來。

請念誦下面的冥想祈禱文：

———～～———

我是_____我是_____我是_____

在此時此刻、在此時此刻、在此時此刻
我召喚我的內在智者力量（或內在上師）顯化，
與我相會、與我共工。

感恩、感恩、感恩
我愛你、我愛你、我愛你。

———～～———

接著，請親愛的你以「心流之眼」感受，
你的內在智者（或內在上師）以何種形象出現。
感受他的臉孔、外貌、著裝、脾性，
以及他身上的種種正向智者（或內在上師）特質與力量。

並以意念與內在智者（或內在上師）深深擁抱，
感受他的圓滿智慧與對你的無盡賜福，
並輕輕詢問他，
你將為我帶來怎麼樣的正向生命能量？

請寫下面的引導紀錄。

我的內在智者（或內在上師）有著
_____、_____

以及_____的外表。

（例如：我的內在智者有著全白的頭髮、粗粗的手掌以及清
瘦堅毅的外表。）

我的內在智者（或內在上師）有著
_____、_____

以及_____的優秀特質。

（例如：我的內在智者有著淡然如天地、讓人瞬間安定以及
拉高他人視野維度的優秀特質。）

我的內在智者（或內在上師）將在每次出現與顯化時，
為我帶來甚麼樣的正向力量？

1. _____
2. _____
3. _____
4. _____
5. _____

（例如：生生世世的靈魂引導、從容看待問題的能力、從事
件中領悟智慧的能力……）

> ── 注意 ──
>
> 每當你抽到角色卡為內在智者（或內在上師）時候，
> 他的正向力量將加乘放大你抽出的療癒卡能量，在內
> 化與吸收療癒卡內容時，請想像他是你抽出的療癒卡
> 賜福者，請帶著他的力量與祝福，和療癒卡的指引一
> 同服用。

脈輪療心指引卡 ╳ 內在角色祝福卡
四牌陣

1 — 早安療心日記

2 — 晚安療心回顧

3 — 心靈指引與祝福

4 — 一周七脈輪檢測

Section 4

—

脈輪療心指引卡
×
內在角色祝福卡

使用說明

1

早安療心日記

抽卡程序

- 1 -

將雙手放在療心卡上

- 2 -

三次深呼吸靜心，將意識專注在心輪中

- 3 -

在心中冥想抽卡的問題／或祈求給予你今日祝福 三次

- 4 -

以自己喜歡的方式自在洗牌

- 5 -

左手抽出 1 張主牌 +1 張副牌

- 6 -

將卡片上的文字幻化成能量寶石，
送到對應的脈輪中，
置入祝福與療癒力量。

牌陣使用
示範影片

※ 觀看影片時，建議
打開繁體中文字幕。

《早安療心日記》

"每一天，都是一場美好的成長。"

每天你抽出的卡，都是與內在最好的合作，
帶著這張卡片的祝福和指引，有意識地去進展這一整天。

讓療心卡協助你，茁壯並提振你的脈輪內在力量，
在這嶄新的一天，實踐更高、更好的自己。

1 —— 每日起床之際，
　　　為自己抽出療心卡。

2 —— 將療心卡幻化成能量寶石，
　　　準備置入對應的脈輪。

3 —— 請每日依照直覺決定方法 ❶ 或 ❷

　　　　方法 ❶
　　　　想像內在人格角色，將療心卡與書內的情書幻化成
　　　　一顆寶石，置入你的脈輪之中。

　　　　方法 ❷
　　　　你將療心卡與書內的情書幻化成寶石，置入你的脈
　　　　輪，送給你的內在人格角色。

4 —— 感覺脈輪力量被提振與鼓舞。

5 —— 將這張療心卡的溫柔指引放入內心，與你共工，
　　　去進展每一個嶄新的今天。

2

晚安療心回顧

抽卡程序

- 1 -

將雙手放在療心卡上

- 2 -

三次深呼吸靜心，將意識專注在心輪中

- 3 -

在心中想抽卡的問題三次／或祈求給予今日辛苦的你安慰

- 4 -

以自己喜歡的方式自在洗牌

- 5 -

左手抽出 1 張主牌 +1 張副牌

- 6 -

將卡片上的文字幻化成能量寶石，
送到對應的脈輪中，
置入祝福與療癒力量。

牌陣使用
示範影片

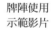

※ 觀看影片時，建議
打開繁體中文字幕。

《晚安療心日記》

"每個晚安，都是一場內心的圓滿與歡欣。"

每天在睡前為自己經歷過的一天，
抽取一張療心卡。

讓抽出的療心卡，
與一整天的經歷整合，
釋放過於沉重的心靈能量，
同時撫慰與收穫今日所學習到的。

為一天做一場收心操，
讓身心深深的舒展，
以最完整乾淨的心，結束每一天。

1 —— 每日入睡之際，
　　　為自己抽出療心卡。

2 —— 將療心卡幻化成能量寶石，
　　　準備置入對應的脈輪。

3 —— 請每日依照直覺決定方法 ❶ 或 ❷

　　　方法 ❶
　　　想像內在人格角色，將療心卡與書內的情書幻化成
　　　一顆寶石，置入你的脈輪之中。

　　　方法 ❷
　　　你將療心卡與書內的情書幻化成寶石，置入你的脈
　　　輪，送給你的內在人格角色。

4 —— 感覺脈輪力量被撫慰與鎮定。

5 —— 將這張療心卡的溫柔指引與今日的經歷對照，
在今日的收尾，為自己送上最好的祝福與支持。

3

心靈指引與祝福

抽卡程序

- 1 -

將雙手放在療心卡上

- 2 -

三次深呼吸靜心，將意識專注在心輪中

- 3 -

在心中想抽卡的問題三次（請詳見 P.216）

- 4 -

以自己喜歡的方式自在洗牌

- 5 -

左手抽出 1 張主牌 +1 張副牌

牌陣使用
示範影片

- 6 -

將卡片上的文字幻化成能量寶石，
送到對應的脈輪中，
置入祝福與療癒力量；也帶來指引。

※ 觀看影片時，建議
打開繁體中文字幕。

《心靈指引與祝福》

"每個生命所遇到的阻礙及疑問，
都是靈魂充滿愛的召喚與發生。"

親愛的，

每個我們生命產生徬徨的時候，
都是靈魂有最高的情書要投遞給你的時候。

借用這套療心卡，
在每個徬徨與無助之中。
以歡喜與放鬆之心，
看看來自靈魂深處的指引與祝福好嗎？

1 —— 深深呼吸、放鬆下來，
將雙手放在整套療心卡之上。

2 —— 抽卡前，依照下列造句，
問出三次心中需要祝福之所在：

我以最高的心識禮敬我生命中的每一個發現，
我想了解在我和_____之間的狀態之中，
給我的最高最好指引與祝福。"
（_____可以是人、事件、狀態、或是地點物件。）

3 —— 抽出療心卡

4 —— 請每日依照直覺決定方法 ❶ 或 ❷

方法 ❶
想像內在人格角色，將療心卡與書內的情書幻化成
一顆寶石，置入你的脈輪之中。

方法 ❷
你將療心卡與書內的情書幻化成寶石，置入你的脈
輪，送給你的內在人格角色。

5 — 將療心卡的圖片與書內的文字，
送入脈輪之中。

6 — 感覺脈輪力量被提振與鼓舞，
感覺內在揚起了寶石之光，
並開始以嶄新的心識，
再次去看待問題。

將愛帶回破壞之中。

4

一周七脈輪檢測

"在身心之中，建立一道永不幻滅的彩虹力量。"

親愛的，
當你願意疼惜並看照你的脈輪，
當你願意寶貝自己，
並為自己送出滿滿的愛。

那麼，
所有愛便將加倍放大充滿你的身心，
支持著你生命所有的進展。

*

建議每一周
都可以使用這個牌陣

*

一周一次
與自己深深相愛

- 1 -

將療心卡按照脈輪分成七疊，

每一疊均有七張卡片。

- 2 -

對應以下圖示，

從海底輪的七張卡中，

抽出一張海底輪的寶石。

依序往下，從每一疊的卡片中，

抽出每個脈輪的對應寶石。

1 ── 海底輪

2 ── 生殖輪

3 ── 太陽輪

4 ── 心　輪

5 ── 喉　輪

6 ── 眉心輪

7 ── 頂　輪

牌陣使用
示範影片

※ 觀看影片時，建議
打開繁體中文字幕。

- 3 -

從海底輪開始，

將每張療心卡的文字幻化成寶石，

置入對應的脈輪之中，

並堅定的唸出卡片上的引導語，

將愛的能量傳達進每一個脈輪。

- 4 -

感覺七個脈輪均置入了寶石能量，

彩虹的七個顏色在你的身心之內閃閃發亮。

- 5 -

對你的神聖彩虹脈輪，

深深的表達三次感謝。

並帶著更加飽滿的自己，

走向下一刻。

——

謹以此書獻給我的爺爺——*Hero*

願這本書能成為他的安慰。

書號 0HDC0040

脈輪療心卡

Heal Yourself Chakra Cards

作　　者：幸福守門人—Nina
牌卡繪圖：吳雅婷
責任編輯：黃佳燕
封面設計：Bianco Tsai
內頁設計：王氏研創藝術有限公司

總 編 輯：林麗文
主　　編：林宥彤、高佩琳、賴秉薇、蕭歆儀
執行編輯：林靜莉
行銷總監：祝子慧
行銷企劃：林彥伶

出　　版：幸福文化出版／遠足文化事業股份有限公司
發　　行：遠足文化事業股份有限公司（讀書共和國出版集團）
地　　址：231 新北市新店區民權路 108 之 2 號 9 樓
郵撥帳號：19504465 遠足文化事業股份有限公司
電　　話：(02) 2218-1417
信　　箱：service@bookrep.com.tw

法律顧問：華洋法律事務所　蘇文生律師
印　　刷：呈靖彩藝有限公司、博創印藝文化事業有限公司
出版日期：2022 年 06 月初版一刷
　　　　　2024 年 06 月初版五刷
定　　價：720 元

書中牌卡介紹及牌陣
示範影片網址如下：

｜主／副牌卡基本介紹
https://www.youtube.com/watch
?v=QpNXpIXu2IU

｜早安療心日記（牌陣示範）
https://www.youtube.com/watch
?v=Y_A7gxo-06Y

｜晚安療心回顧（牌陣示範）
https://www.youtube.com/watch
?v=_ChpqsYbjS0

｜心靈指引與祝福（牌陣示範）
https://www.youtube.com/watch
?v=jS1CXvTPIe8

｜一周七脈輪檢測（牌陣示範）
https://www.youtube.com/watch
?v=kbyOjLCbID8

※ 觀看影片時，建議打開繁體中文字幕。

國家圖書館出版品預行編目資料

脈輪療心卡 /Nina 著 . .– 初版 . .– 新北市 : 幸福文化出版社出版 :
遠足文化事業股份有限公司發行 , 2022.06

ISBN 978-626-7046-89-0（ 平裝 ）
1.CST: 另類療法 2.CST: 心靈療法

418.995　　　　　　　　　　　111006335